RUXIAN YU JIAZHUANGXIAN JIBING

乳腺与甲状腺疾病

■ 主编　许崇国　吴文臣　高翔宇　李乃刚

U0339844

上海交通大学出版社
SHANGHAI JIAO TONG UNIVERSITY PRESS

内容提要

本书共 9 章，分为上、下两篇。上篇为乳腺疾病，下篇为甲状腺疾病。本书编写中侧重实用参考价值，切实贴合临床需求，涵盖了新理论、新技术、新进展的内容，有助于培养临床医师随时应付各种危急情况的应变能力，有助于提高医师对乳腺与甲状腺疾病的诊断准确率及制订有效治疗方案的能力，可供住院医师、进修生及其他相关专业医师参考使用。

图书在版编目（CIP）数据

乳腺与甲状腺疾病 / 许崇国等主编. --上海 ： 上海交通大学出版社，2023.12
ISBN 978-7-313-29370-1

Ⅰ．①乳… Ⅱ．①许… Ⅲ. ①乳房疾病－诊疗②甲状腺疾病－诊疗 Ⅳ．①R655.8②R581

中国国家版本馆CIP数据核字（2023）第169977号

乳腺与甲状腺疾病
RUXIAN YU JIAZHUANGXIAN JIBING

主 编：许崇国 吴文臣 高翔宇 李乃刚
出版发行：上海交通大学出版社
邮政编码：200030
印 制：广东虎彩云印刷有限公司
开 本：710mm×1000mm 1/16
字 数：213千字
版 次：2023年12月第1版
书 号：ISBN 978-7-313-29370-1
定 价：198.00元

地 址：上海市番禺路951号
电 话：021-64071208
经 销：全国新华书店
印 张：12.25
插 页：2
印 次：2023年12月第1次印刷

版权所有 侵权必究
告读者：如发现本书有印装质量问题请与印刷厂质量科联系
联系电话：010-84721811

BIANWEIHUI 编委会

主　编

许崇国　山东省日照市中医医院

吴文臣　山东省金乡县人民医院

高翔宇　山东国欣颐养集团枣庄医院

李乃刚　山东省桓台县妇幼保健院

副主编

何裕衡　中国科学院大学深圳医院（光明）

法　明　山东省淄博昌国医院

蔡丰丰　同济大学附属同济医院

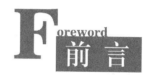

前言

　　乳腺与甲状腺疾病是临床常见的疾病。当今正处在生物医学飞速发展的新时期,随着细胞分子生物学技术的广泛应用以及基础医学的发展,生物制药及医疗器械的日益更新,使得有关乳腺与甲状腺疾病的病因和发病机制的新理论、新观点、诊断水平和治疗方法不断进步。乳腺与甲状腺疾病的诊治涉及临床多个学科,如外科、内科、中医科、放射影像科等。鉴于此,我们汇集相关学科的专业人员,参考国内外最新文献,结合作者多年的临床实践经验,共同编写了《乳腺与甲状腺疾病》一书。

　　本书共9章,分为上、下两篇。上篇为乳腺疾病,详细阐述了乳腺炎症性疾病、乳腺增生性疾病、乳腺肥大性疾病等疾病的病因病理、临床表现、辅助检查、诊断与治疗等内容;下篇为甲状腺疾病,重点介绍了甲状腺炎症性疾病、甲状腺肿等疾病的相关诊疗内容。除此之外,本书还对乳腺和甲状腺疾病的常见手术治疗方法进行了简略介绍。

　　本书编写中侧重实用参考价值,切实贴合临床需求,涵盖了新理论、新技术、新进展的内容,有助于培养临床医师随时应付各种危急情况的应变能力,有助于提高医师对乳腺与甲状腺疾病的诊断准确率及制订有效治疗方案的能力。本书可供住院医师、进修生及其他相关专业医师参考使用。

　　本书反映了近年来乳腺与甲状腺疾病最新的技术理念与诊疗手段,

有助于临床医师特别是基层医师对两腺疾病做出正确诊断和恰当的处理,具有较高的参考价值。由于本编委会人员均身负临床治疗工作,编写时间仓促,难免有疏漏及不妥之处,恳请各位专家及读者批评指正,以更好地总结经验,共同进步。

《乳腺与甲状腺疾病》编委会
2023 年 2 月

Contents 目录

上篇 乳腺疾病

❧ 下篇　甲状腺疾病 ❧

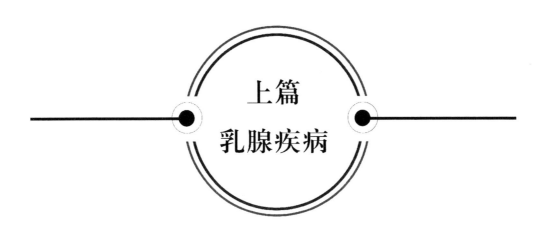

上篇

乳腺疾病

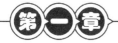

乳腺炎症性疾病

第一节 乳 房 结 核

结核杆菌感染乳房，在乳房形成结核病灶，称乳房结核。它是乳房不常见的感染性疾病，无特殊好发年龄段，但成年人多见，男性也可以发生。它在一些结核病高发地区发生率略高。

乳房结核的主要感染途径：①血行感染，其原发灶在肺、肾、骨等。②直接接触感染，结核杆菌经乳房皮肤破损处或乳头逆行感染。③邻近组织器官的结核病灶蔓延而来，如原发病灶在局部肋骨、胸膜、肩关节的都可能对乳房构成威胁。④淋巴系统的逆行感染，同侧腋下淋巴结、颈、锁骨上淋巴结或内乳淋巴结的结核，可沿淋巴管逆行至乳房造成感染。

大体可见病灶呈结节形，边界不清，有的在向周边扩散后，在其附近已形成新的结节，结节形病灶之间趋于融合，而形成更大的肿块，肿块中央常有液化，可见如豆腐渣样的干酪样坏死物流出，这种冷脓肿常自行破溃形成结核性窦道，时间长久以后，结核病灶在乳房中使乳腺组织破坏严重。显微镜下可见干酪样变性、上皮细胞和朗汉细胞的结核肉芽肿。

一、临床诊断

乳房结核发展缓慢，病程由数月到一两年不等，其临床表现主要以局部体征为主，部分伴发结核病全身症状。多单个发生，双乳出现者实为非常罕见。许多患者可能既往有结核病史，或者正患身体其他部位的结核，或者在患者的家庭中有结核病患者。

(一)早期

逐渐缓慢增长的乳房肿块，不痛，质硬。肿块在 2 cm 左右时，往往呈球形,活动度较大,边界较清楚,与乳腺的某些良性肿瘤很相似。全身症状不明显。

(二)中期

肿块长大,形状变得不规则,边界不清楚,趋于固定,胸壁和皮肤可以受累,有触痛,局部皮肤水肿,颜色可以发生少许改变。若未得到及时诊治,可以有冷脓肿形成,扣之有波动感,继而发生溃破形成窦道,脓液清稀,其中含白色豆腐渣样物质。如果肿块发生在离乳头较近的部位,可能影响乳头而引起乳头内陷。可有同侧腋下淋巴结肿大,轻微触痛。

这时可能出现午后或晚间低热,潮热盗汗,体重减轻,食欲下降等结核感染的全身症状。

(三)后期

局部潜形性空腔,溃口难以愈合。严重的病例,腋下淋巴结可以受累而出现腋下淋巴结结核。全身结核症状变得明显。若有混合感染发生,病情进展会明显加快,脓液也会变得浑浊。

二、相关检查

由于结核病灶形成冷脓肿的特点,乳房结核在有窦道有溃口的时候诊断不难,只要取少许脓液做涂片查找结核杆菌,或者夹下少许脓腔壁组织送病理检查即可。

对于未溃破的乳房结核,针吸细胞学检查和涂片查找结核杆菌是诊断乳房结核的最好方法。当在肿块的中心抽吸到这种冷脓肿物质时,临床诊断就可以基本确定。

红细胞沉降率加快常常是活动期结核的表现,乳房结核也不例外。当有混合感染时,白细胞总数和中性粒细胞计数会升高。

乳房结核在乳腺 X 线摄影图像上,呈密度增高的肿块影,边界不太清楚,形态不甚规则,有时可见皮下脂肪失去透明带、皮肤增厚或多个结节影。

乳房结核的 B 超图像,常显示一个混合的回声病灶,或者难以定义的低回声灶。

被怀疑乳房结核的患者,有必要接受胸部 X 线摄片,以了解胸部情况。

三、鉴别诊断

乳房结核在中后期,有它特殊的表现形式,冷脓肿形成和慢性窦道,鉴别诊断容易,但当它在早期阶段时,容易与许多乳腺疾病混淆。

(一)乳腺癌

早期在乳房结核还是一个实质性肿块时,它和早期的乳腺癌难以鉴别,通过有无结核病史、发病的年龄等可帮助进行推断,然后依靠穿刺活检确定。虽然乳腺癌晚期也发生溃疡,但常呈菜花样,流出血水,恶臭。

(二)浆细胞性乳腺炎

浆细胞性乳腺炎乳头常常可以挤出粉刺样有臭味的物质,若有溃口,窦道的开口常常在乳晕内,可以见到少许白色脓样物质排出,呈破溃-愈合-再破溃-再愈合,反复发生的状况和乳房结核的冷脓肿不一样。它在急性期的表现有局部红肿热痛,也和乳房结核不同。

(三)慢性乳腺炎

一般曾有一个急性乳腺炎的过程,经大量使用抗生素或苦寒的中药而形成,可能会逐渐缓慢地消退,或者呈反复发作状态,抗生素治疗有效。

(四)乳腺纤维腺瘤

乳腺纤维腺瘤为缓慢生长的或停滞不变的乳腺良性肿瘤,它不会化脓,更不会破溃,但早期临床鉴别难,乳腺 X 线摄影有些帮助,乳腺纤维腺瘤呈边界清楚的圆形块影。在 B 超声像图中,乳腺纤维腺瘤呈实性,边界光滑清楚。针吸细胞学活检将帮助鉴别。

(五)乳腺囊肿疾病

乳腺的囊肿也常为球形质地较硬的肿块,早期的乳房结核与它们之间的鉴别需要用 B 超进行,或者用细针穿刺获得囊内液后,乳腺疾病涂片检查常能帮助诊断。

四、治疗

现代中西医诊疗乳房结核的治疗和普通结核病的治疗一样,采用适量、联合、正规、全程的抗痨治疗。

(1)链霉素、异烟肼和利福平联合治疗半月(治疗期间注意链霉素的不良反应,一旦有听力损害应立即停用),一般在治疗半月后,乳房的肿块就开始变小,停止链霉素治疗。

(2)异烟肼和利福平继续治疗五个半月,窦道愈合,肿块将逐渐缩小消失,结核病全身症状会消退。

(3)注意治疗中监测肝功能。

五、预防

乳房结核的预防方式主要是积极治疗原发结核病灶。

第二节 乳 头 炎

乳头由致密结缔组织构成,被复层鳞状上皮覆盖。乳头的表面皮肤对雌激素非常敏感,当雌激素缺乏时,乳头皮肤就会萎缩变薄,分娩后体内雌激素水平骤然下降,乳头皮肤也因而变薄,容易受损,哺乳时会产生一种灼痛感,因此乳头炎多见于哺乳期妇女。

一、病因

(1)抵抗力低下的产妇生产时体力消耗较大,因产后哺乳、照顾婴儿,休息较差,身体不易很快恢复,抗病力较低。另外,糖尿病患者身体免疫功能低下,也是容易患病的内因。

(2)乳头破损和婴儿吸吮的机械性刺激、咬伤或局部病变引起的乳头皲裂。

(3)细菌侵入并藏于乳房皮肤表面,当乳头损伤或皲裂后,便可从乳头破损处乘虚而入,引起感染。

二、临床表现

乳头炎可为单侧,亦可为双侧。主要表现为乳头红、肿及皲裂,多为放射状小裂口,裂口可深可浅,深时可出血。裂口的干性分泌物可结成黄色痂皮,并发生干燥性疼痛,往往影响哺乳。婴儿吸吮时,剧痛难忍。患者多无发热、寒战等全身中毒症状,但极易发展为急性乳腺炎而使病情加重。

三、诊断

(1)哺乳期妇女,有婴儿咬伤史。

(2)局部症状:乳房红、肿、热、痛,严重者可见乳头皲裂,患侧腋窝淋巴结可有肿大。

(3)全身症状:寒战、高热、烦躁、乏力等。

(4)化验检查:白细胞计数升高,特别是中性粒细胞数明显增加。

四、治疗

主要为局部治疗,重者可口服抗生素,停止直接向小儿授乳,用吸奶器将乳汁吸出喂养婴儿,也可将玻璃罩橡皮乳头放在乳头周围皮肤上哺乳。如炎症轻者,可在哺乳后局部敷药,哺乳前将药擦去。乳头皲裂处可用温盐水清洗,然后涂以抗生素软膏或食用油使皲裂处软化,使疼痛减轻,易于治愈,同时应避免进食刺激性食物。

五、预防与护理

(1)孕期要经常用温水清洗乳头,以增强皮肤的韧性。

(2)哺乳时,应将全部乳头塞入小儿口中,以免咬破乳头,不要让小儿含着乳头睡觉。

(3)授乳后应用清水洗净乳头,并用细软布衬于乳头前的乳罩内以免擦破乳头。

第三节　急性乳腺炎

一般来讲,急性乳腺炎病程较短,预后良好,但若治疗不当,也会使病程迁延,甚至可并发全身性化脓性感染。急性乳腺炎绝大多数发生于初产妇,约25∶1,常发病于产后2～4周。

一、病因

发生急性乳腺炎的主要原因有两个:①乳汁瘀积。②细菌感染。首先,这是因为初产妇缺乏哺乳经验和授乳不得法造成的。其次,初产妇的乳头皮肤较嫩,抵抗力较弱,容易被婴儿的吸吮造成破损,给细菌入侵打开了通道。由于乳头的破损,使哺乳时产生疼痛而影响产妇正常哺乳甚至造成积乳。乳汁是细菌的优质培养基质,细菌很容易在积乳处繁殖发病。

二、临床表现

急性乳腺炎在开始时患侧乳房胀满、疼痛,哺乳时尤甚,乳汁分泌不畅,乳房结块,全身症状可不明显,或伴有全身不适、食欲欠佳等。然后,局部乳房变硬,肿块逐渐增大,此时可伴有明显的全身症状,如高烧、寒战、全身无力等。常可在

4～5天内形成脓肿,可出现乳房搏动性疼痛,局部皮肤红肿、透亮。形成脓肿时中央变软,按之有波动感。若为乳房深部脓肿,可出现全乳房肿胀、疼痛、高热,但局部皮肤红肿及波动不明显,需经穿刺方可明确诊断。有时脓肿可有数个,或先后不同时期形成,可穿破皮肤,或穿入乳管,使脓液从乳头溢出。破溃出脓后,脓液引流通畅,可消减肿痛而愈。若治疗不善,脓肿就有可能穿破胸大肌筋膜前的疏松结缔组织,形成乳房后脓肿,或乳汁自创口处溢出而形成乳漏,严重者可发生脓毒症。急性乳腺炎常伴有患侧腋窝淋巴结肿大,有触痛,白细胞总数和中性粒细胞数增加。

三、诊断

(1)患者多为哺乳期妇女,尤其以初产妇为多见,发病前多有乳头皲裂破损史及乳汁淤积不畅史。

(2)局部症状:乳房红、肿、热、痛及化脓,患侧腋窝淋巴结可有肿大。

(3)全身症状:寒战、高热、烦躁、乏力等。

(4)化验检查:白细胞计数升高,特别是中性粒细胞数明显增加,化脓时局部穿刺可有脓性分泌物。

四、鉴别诊断

炎性乳癌又称弥漫性乳癌,是一种比较少见的乳腺癌。其主要临床特征为乳房红肿,疼痛亦很明显,但一般局部没有肿块可扪及。肿瘤发展迅速,常累及整个乳房。由于其恶性程度高,病理切片见癌细胞呈弥漫性,乳房和乳房淋巴管内充满大量癌细胞。炎性乳癌亦好发于妊娠或哺乳期女性,由于其来势凶猛,转移出现早且广泛,患者常于1～3年内死亡。急性乳腺炎与炎性乳癌的主要鉴别点:①两者均可见乳房部的红、肿、热、痛等炎症表现,但患急性乳腺炎时皮肤红肿较局限,亦可较广泛,颜色为鲜红;而患炎性乳癌时皮肤改变广泛,往往累及整个乳房,其颜色为暗红色或紫红色。患急性乳腺炎时皮肤呈一般的凹陷性水肿,而炎性乳癌的皮肤水肿则呈"橘皮样"。②两者均可见到腋下淋巴结肿大,但急性乳腺炎的腋下淋巴结相对比较柔软,与周围组织无粘连,活动性好;而炎性乳癌的腋下淋巴结肿大而质硬,与皮肤及周围组织粘连,活动性差。③从全身症状来看,急性乳腺炎常有寒战、高热等明显的全身性炎症反应;而炎性乳癌通常无明显的全身炎症反应,如伴有发热,则为低热或中等热度。④从病程来看,急性乳腺炎病程短,可在短期内化脓,抗炎治疗有效,预后好;而炎性乳癌则病情凶险,一般无化脓,不发生皮肤溃破,却可延及同侧乳房以外的颈部及手臂,甚至可侵及对侧乳房,抗炎治疗无效,预后差。炎性乳癌和急性乳腺炎在初期比较难鉴别,随着病情的发展其不同点就越来越明显了。

五、治疗

急性乳腺炎炎症期的治疗是比较关键的阶段。因为此阶段若治疗及时,方法恰当,炎症可以吸收而治愈,否则超过5～6天,则必然形成脓肿。

(1)疏通阻塞的乳腺管在初发病已有乳腺肿块而无炎症时最为重要,即或是炎症初期(2～4天)同样也需要设法疏通阻塞的导管。因为任何药物治疗,若在严重的乳汁淤积情况下,是很难控制其炎症的发展。其方法:①热敷加排乳:用热毛巾湿敷,每2～4小时1次。热敷后用吸奶器将淤积的乳汁吸出,也可让婴儿或亲人用嘴吸吮。②热敷加按摩:热敷后,用手掌根部将肿块适当用力按压在胸壁上,按顺时针方向和逆时针方向反复按揉,迫使阻塞的导管疏通,直到肿块变软消失为止。肿块经按揉消散后,每隔2～4小时需重复按揉1次。因病变的导管尚未完全恢复正常排乳,几小时后可能再次发生淤积。此种按揉方法对急性乳腺炎的早期治疗效果是非常好的。③局部用硫酸镁热敷:用25％硫酸镁加热后外敷局部肿块,2～4小时1次,对消肿有效,但仍要及时按摩和排空乳汁。

(2)局部封闭疗法:用青霉素160万U加等渗盐水20 mL或庆大霉素8万U加入20 mL生理盐水中,注入肿块周围,4～6小时可重复注射1次。

(3)全身治疗:①在肿块未出现急性炎症前,可给予适当的抗生素口服或肌内注射,以预防感染的发生,如肌内注射青霉素80万U,每8～12小时1次,共3天,或口服抗生素片。②若已出现急性炎症改变,则需要选择有效、足量的抗生素静脉滴注,如青霉素、氨苄西林、先锋霉素类以及甲硝唑等。经局部及全身治疗,急性乳腺炎大多在此期可治愈。若未能控制,则必将形成乳腺脓肿。

(4)脓肿形成后,则行切开引流或脓腔冲洗。

六、预防

预防产后急性乳腺炎,关键在于避免乳汁淤积,同时防止乳头损伤,保持乳房卫生。具体的预防措施:①在妊娠后期,要经常用温水或75％乙醇擦洗乳房、乳头,每2～3天1次,尤其是初产孕妇要养成习惯,以增强乳头皮肤的抵抗力。②有乳头内陷的孕妇,应该用手指挤捏、提拉乳头加以矫正。③养成定时授乳的习惯,注意乳头清洁。每次哺乳应将乳汁吸空,并两乳交替哺乳。如有积乳,可用手挤压按摩或用吸奶器帮助吸出乳汁,使乳汁排尽,防止积乳。④如果乳头有破损或皲裂,应予治疗,不应让婴儿含着乳头睡眠。⑤断奶时应先减少哺乳次数,然后再行断奶。断奶前服煎麦芽,以减少乳汁分泌。

第四节　慢性乳腺炎

一、残余性乳腺炎

残余性乳腺炎(乳房内疼痛肿块),是指在断奶后数月或数年,乳腺仍有残余乳汁分泌从而引起感染者。本病多发生在 40～50 岁的妇女,病程较长,很少形成脓肿,仅表现为乳房局部疼痛和有肿块。

(一)临床表现

患者诉述乳房局部疼痛,并摸到有一肿块来诊。自觉有低热,但不明显,除有局部疼痛外。乳头还可挤出乳汁。断奶已很久,经抗生素治疗后,病情可缓解,但常反复复发。

(二)局部所见

乳房外观欠正常,微肿,皮肤无橘皮样变,但微红。乳房内可扪及一边界欠清的肿块,中等硬,有压痛。挤压乳头乳晕,常可挤出少许乳汁样液。患者多是中年女性。

(三)诊断

符合残余性乳腺炎的临床表现。

(四)特点

(1)患者已断奶后数月或数年。挤压时,有时可挤出乳汁。

(2)乳腺仍有乳汁分泌(称残余乳汁分泌),并在乳房内形成一肿块。

(3)肿块中等硬,有触痛,边界不清,皮肤微红,但无橘皮征。

(4)患者多是 40～50 岁的妇女。

(5)病程较长,反复复发,但很少形成脓肿,易被误认为炎性乳癌。

(五)发生原因

残乳性乳腺炎的原因,是乳房内的残乳引起。致病菌常为金黄色葡萄球菌等化脓菌。

(六)治疗

治疗同急性乳腺炎,可用青霉素 480 万 U。加入 5‰ 葡萄糖盐液内静脉点滴或口服广谱抗生素。应警惕恶性肿瘤。在抗炎治疗无效时,应作肿块切除,送病理切片检查。

二、慢性纤维性乳腺炎

慢性纤维性乳腺炎(乳房内硬结),又称乳腺硬变症,是急性化脓性乳腺炎后乳腺内或乳管内残留 1 或 2、3 个硬韧的炎性结节或潴留性肿块。随身体的抵抗力可时大时小。

(一)临床表现

患者有急性乳腺炎史,急性炎症消失后,局部有一压痛性肿块,随着时日,肿块渐渐缩小,但未完全消退,不久或患者抵抗力低下时,肿块再度肿大,疼痛。经抗生素、理疗等治疗。肿块又可逐渐缩小或消退。不久可能又出现,如此反复发生。

(二)局部所见

乳腺内有一硬结,边界不清,活动,微压痛。与皮肤无粘连。

(三)诊断

符合慢性纤维性乳腺炎的临床表现。

(四)特点

(1)急性化脓性乳腺炎后,乳腺内出现 1 或 2、3 个硬块结节。

(2)结节界线不清,起初有微压痛,后渐渐缩小,但抵抗力低时,又可增大。

(3)抗生素、理疗治疗后,炎症可消退,但以后不久又可复发,并如此反复发作。

(五)发生原因

由于炎症阻塞了乳腺管,使腺管内积液潴留,形成硬节肿块。

(六)治疗

手术切除。

第五节　少见特异性乳房炎

一、真菌性乳房炎

真菌性乳房炎,亦称乳房真菌病。它包括乳房毛霉菌病、乳房曲霉病、乳房放线菌病。其临床特点常表现为乳房内肿块、脓肿等。因极少见,临床上很易被误诊、误治。

(一)乳房毛霉菌病

乳房毛霉菌病(皮肤苔藓样丘疹),是很少见的霉菌病,消耗性疾病的患者易患,如糖尿病、白血病、恶性肿瘤等抵抗力差的患者。该菌可从皮肤、黏膜呼吸道、伤口侵入人体。经血液、淋巴道侵入器官。最多侵犯的是鼻窦、肺,较少侵犯乳腺。

1.临床表现

乳房皮肤上,出现苔藓样的丘疹病变,即皮疹呈丘疹样增生,瘙痒。患者患有一些消耗性慢性病,如恶性肿瘤、白血病、糖尿病等。

2.局部所见

乳房局部皮肤,见有苔藓样丘疹病变,伴有结节、脓肿、溃疡和乳腺内硬节。

3.诊断

毛霉菌病,组织活检可得到明确诊断。

4.特点

(1)乳房毛霉菌病是一种很少见的真菌感染性疾病。

(2)多发生在消耗性疾病的患者。如患糖尿病、白血病等疾病的患者。

(3)毛霉菌广泛存在于自然界中,繁殖力很强,可经皮肤、黏膜、呼吸道、伤口等侵入人体。

(4)侵入后,经血液、淋巴管扩散到全身。最常侵犯鼻窦,继之很快波及脑、肺、肠道及乳腺,但侵犯乳房较少。

5.治疗

抗生素治疗无效。制霉菌素、两性霉素 B 治疗,可收到较好的效果。坏死严重者应手术切除。

(二)乳房曲霉菌病

乳房曲霉菌病(皮肤增厚皮下结节),为一种慢性炎症病变,多见于用免疫抑制剂治疗的,抵抗力低的患者,如患有白血病、恶性淋巴瘤等疾病的患者。曲菌广泛存在于自然界,繁殖力很强,病菌多经皮肤、黏膜侵入人体。然后经血路播散到支气管、肺和乳腺。在组织内形成结节样病变。

曲霉菌病,见于免疫抑制剂治疗的患者,多经皮肤黏膜侵入人体。

1.临床表现

乳房皮肤局部增厚,水肿,呈紫色。并可触及皮下结节。不痛、不痒。患者都是一些抵抗力低下的患者,长期使用免疫抑制剂治疗的患者,如患有恶性淋巴瘤、器官移植、白血病等疾病的患者。

2.局部所见

乳房内触及结节性病变。皮肤增厚,水肿,带有紫色。乳房深部可触及结节样硬块。若有继发感染,可见有散在的小红色丘疹。

3.诊断

结节活检,可得诊断。

4.特点

(1)曲霉菌病为一慢性炎症性病。

(2)主要症状是皮下结节、结节不痛。

(3)结节处皮肤呈紫色、水肿、增厚。

(4)患者多为免疫制剂长期使用者。

5.发病原因

由曲霉菌引起。该菌种类很多,有烟色曲菌、土色曲菌、黄色曲菌等。在自然界中到处都有且繁殖力强。

6.治疗

同毛霉菌病。

(三)乳房放线菌病

乳房放线菌病(脓液内黄色颗粒,多发窦道),是一种由厌氧放线菌引起的,慢性化脓性肉芽肿疾病。乳房放线菌病不多见,由牛放线菌引起。本病菌寄生于人体,平时寄生在牙齿中。也可寄生在扁桃体隐窝中。一般不引起疾病。但当人体抵抗力下降,或伴有细菌感染时,可引起发病。病变常向四周扩散,并深入邻近组织,形成排脓窦道。脓液中有硫黄颗粒或小菌团,它可经血路进入组织器官。

1.临床表现

皮下见有小结节。早期结节较小,继之结节增大,呈暗红色硬性肿块。渐渐中央区发生破溃,流液,流出脓样液体。乳腺深部受到放线菌感染后,使组织发生没有炎性细胞浸润的坏死。坏死组织内有硫黄颗粒。可经局部向四周扩散和经血路扩散到肺。

2.局部所见

早期,皮下为小结节,随后增大成一暗红色硬块。中央区继之破溃流脓,脓液内见有黄色小颗粒,为硫黄颗粒。

晚期皮肤增厚变硬,呈木样改变,伴有许多小窦道,并不断流出含硫黄颗粒的脓液。

显微镜下,病变组织除坏死外,皮肤内有脓肿和肉芽组织。早期脓肿周围有淋巴细胞、浆细胞、组织细胞、纤维细胞。后期以成纤维细胞为主。

3.诊断

脓液内含硫黄小粒可诊断。

4.特点

(1)乳房放线菌病很少见,我国常常由牛放线菌引起。

(2)本病菌平时寄生在牙齿或扁桃体隐窝中。在机体抵抗力低下时,经血路进入人体。

(3)常引起肺部感染,偶尔引起乳腺感染。

(4)乳腺肿块溃破流出的脓液中,有细小的硫黄颗粒。

(5)本病往往长期不愈。一般抗生素治疗无效。易被误诊为结核。

5.发病原因

由放线菌引起,多发生在抵抗力差的人群。

6.鉴别诊断

主要与乳腺结核鉴别。乳腺结核的脓液为干酪样物,内可找到结核杆菌。本病脓液中有硫黄颗粒。

7.治疗

(1)青霉素治疗有一定效果。抗真菌类药物治疗无效。

(2)手术切除,效果最佳。

二、乳房皮肤念珠菌病

乳房皮肤念珠菌病不常见,是指由念珠菌引起的,急性或亚急性乳房皮肤湿疹样变。

(一)临床表现

乳房的皮肤皱褶部或两乳房之间,有不同程度的瘙痒、灼热和疼痛感。患处潮红,有丘疱疹和渗液。常见于肥胖的、萎缩的、巨大的乳房下反折线处皮肤。

(二)局部所见

患处皮肤潮红,皮损为边界清楚的擦烂红斑,上有针头大小的丘疹、丘疱疹。有渗液、结痂相间存在。乳房较大、下垂。

(三)诊断

符合乳房皮肤念珠菌病的临床表现。真菌培养阳性,即可确诊。

(四)特点

(1)患者多肥胖,乳房大、萎缩下垂。

(2)病变多在乳房皮肤皱褶部,乳房下反折线处。

(3)病变为边界清楚的擦伤样红斑,有针头大小的丘、疱疹。

(4)有渗液、结痂相间存在。有程度不同的瘙痒。

(五)发生原因

由念珠菌引起。乳房肥胖、萎缩、下垂、摩擦是诱因。

(六)治疗

(1)用4％硼酸液或1∶5 000高锰酸钾溶液清洗。

(2)局部涂以2％甲紫溶液,一天2～3次。

(3)保持局部干燥,可预防本病。

三、乳房皮肤湿疹

乳房皮肤湿疹,是皮肤的一种非特异性过敏性炎症,多见于哺乳期妇女。在非哺乳的妇女中,应与湿疹性乳癌鉴别。

(一)临床表现

多见于中青年哺乳妇女,在乳头、乳晕处。特别是乳房下部奇痒。伴有粟粒样密集丘疹,糜烂、易渗出。常常反复发生而成慢性,常见于双侧乳房。转为亚急性或慢性后,皮损则经久不愈。按皮肤湿疹治疗,很快消退。哺乳、衣服摩擦时疼痛加重并有奇痒、烧灼感,晚间更为明显。断奶后,湿疹可自愈。

(二)局部所见

初起急性期,皮肤上可见密集成片的、多形性。粟粒样大小的丘疹、疱疹或小水疱。水疱基底潮红,有点状渗出和糜烂面,并不断渗出浆液,伴有结痂,脱屑等。皮损与周围组织边界不清。按皮肤病治疗,常很快见效。转为亚急性或慢性时,皮肤表面变粗、变厚。乳头出现皲裂,伴有疼痛。

(三)诊断

符合乳房皮肤湿疹的临床表现。

(四)特点

(1)见于哺乳期和非哺乳期的妇女,多见于中青年妇女。

(2)病变部位多发生在乳头乳晕部,伴有奇痒、密集的粟粒状丘疹,其间合并有糜烂、渗液。

(3)按皮肤湿疹治疗,很快收效,多见于双侧乳房。

(4)湿疹若发生在哺乳期,多可在断奶后自愈

(五)发生原因

(1)发生原因很多很复杂,一般认为与过敏体质有关。由于遗传因素,使得一些人对某种物质具有高度敏感性,当与这些物质接触时,即可引起皮肤湿疹。

(2)过敏物既可来自体内,也可来自体外,如食物、药物、日用化妆品、衣服、某些粉尘,甚至乳汁。

(六)鉴别诊断

主要与湿疹性乳癌(Paget 病)鉴别。

(1)Paget 病多见于老年妇女,见于单侧乳头乳晕部,皮肤变厚,易出血,但无奇痒。病变皮肤与正常皮肤界限清楚。按皮肤湿疹病治疗无效。

(2)乳房皮肤湿疹,有奇痒,皮肤质软,按湿疹治疗,很快见效。

(3)局部皮损部细胞学检查,或活体病理学检查,可明确诊断。

(七)治疗

除去致敏原,保护病变皮肤,减少刺激。

(1)除去致敏原,避免局部刺激,如热水烫洗,抓挠。

(2)急性渗出期,可用 4‰ 硼酸溶液湿敷或外涂炉甘石洗剂。慢性者,局部可用氟轻松、丙酸氯倍他索软膏(恩肤霜)、丁酸氢化可的松乳膏(尤卓尔)等软膏涂擦患处。

(3)口服一些抗组织胺类药,如氯本那敏 4～8 mg,每天 3 次。阿司咪唑 10 mg。每天 1 次。同时可加服维生素 A、维生素 B、维生素 C 等。

四、乳头与乳晕过度角化病

乳头与乳晕过度角化病极少见,多见于发育期、妊娠期的妇女。发生原因不明。

(一)临床表现

双侧乳头与乳晕皮肤呈棕黑色,表面伴粗糙不平,有过度角化和乳头瘤样增生。局部干燥,不痛、不痒。

(二)治疗

可用维生素 A 软膏外用。

五、乳房皮下闭塞性静脉炎

乳房皮下闭塞性静脉炎,亦称皮下浅表性静脉炎,并不少见,为一种无菌性炎症所致的浅表静脉闭塞。发生在四肢称为 Mondor 病。

(一)临床表现

多见于 30～50 岁的妇女,20 岁以下少见。通常见于一侧乳房皮下,罕见有双侧发病的,并也常见于上臂腋侧、腋下皮下和上腹壁皮下。患者感局部疼痛,尤其在挺胸、咳嗽时疼痛明显。弯腰、放松腹壁肌肉时,疼痛可减轻。局部有触摸痛。

(二)局部所见

局部皮肤不红不肿,可在乳房下方皱褶处上,向下到上腹部皮下,可触及一根粗细 1～3 mm,长 10～20 cm 的条索物。硬似琴弦,与皮肤粘连。有轻压痛,上身后仰时,疼痛明显。用两手指将条索物两端拉紧,可见索条与皮肤粘连处有一浅凹沟。

(三)诊断

符合乳房皮下闭塞性静脉炎的临床表现,即可诊断。

(四)病理所见

条索为小静脉闭塞、无炎性表现,部分有纤维化和玻璃样变。

(五)特点

(1)乳房、腋下、上臂内侧皮下,有一条索物。

(2)条索物硬似琴弦,与皮肤粘连,有触痛。

(3)用两手指拉紧索条两端,见索条与皮肤粘连,并有一浅凹沟。

（4）多见于 40 岁的妇女，20 岁以下者少见。

（六）发生原因

确切的发生原因不清楚，推测与慢性炎症有关。多数患者有乳房部手术史，或腋下慢性炎症，引起局部静脉炎和血管闭塞。

（七）治疗

1.观察

本病都可在 3 个月内自行消退，一般不必治疗。

2.外用

喜疗妥，但效果不佳。

3.肝素液皮内注射

效果良好，通常注射一次即有效。

方法如下：用手先摸清皮下索条。用圆珠笔沿索条划一蓝线。作为标志。然后用碘酊消毒皮肤。注意不要将标志线擦去。以免注射不准。

取肝素注射液 1 支（2 mL，12 500 U）。用 1 mL 皮试注射器。吸取肝素液 0.5 mL（便于注射）。先在索条两端皮内。各注射 1 个直径为 1 cm 的皮丘。然后沿索条（按圆珠笔标志线）每隔 1 cm。注射 1 个 1 cm 大小的皮丘。2 个皮丘间的间距。不要超过 0.5 cm。否则效果欠佳。将整条标志线注满。

肝素液一般 1 次用量为 2～4 mL。最多不超过 4 mL（2 支）。如果索条过长。可以分次分段注射。

注射完毕后，再用乙醇消毒皮肤一次，针眼处盖上无菌纱布，外加包扎。每个注射针眼，都会有一点渗血，无须特殊处理。

注射中注意事项：①肝素液必须注射在索条表面皮肤的皮内，不要注射到皮下或索条周围，以免皮下出血。②肝素液用原液，不要稀释。③第一次注射后，若索条未完全消退，可于第 3 天，在第一次注射的两点之间。再注射 1 次，或在未消的索条、硬结上再注射 1 次。

一般注射 1～2 次，索条即消退，症状消失而痊愈。

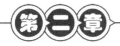

乳腺增生性疾病

第一节 乳腺单纯性增生症

乳腺单纯性增生症属于乳腺结构不良的早期病变。

一、发病情况

乳腺单纯性增生症为育龄妇女常见病,可发生于青年期后至绝经期的任何年龄组,尤其以未婚女性或已婚未育或已育未哺乳的性功能旺盛的女性多见。该病的发病高峰年龄为30～40岁。在临床上50%女性有乳腺增生症的表现;在组织学上则有90%女性可见乳腺结构不良的表现。

二、病因

该病的发生、发展与卵巢内分泌状态密切相关。大量资料表明,当卵巢内分泌失调、雌激素分泌过多,而孕酮相对减少时,不仅刺激乳腺实质增生,而且使末梢导管上皮呈不规则增生,引起导管扩张和囊肿形成,也因失去孕酮对雌激素的抑制作用而导致间质结缔组织过度增生与胶原化及淋巴细胞浸润。

三、临床表现

临床表现为双侧乳房胀痛和乳房肿块,并且有自限性。

(一)乳房胀痛

因个体差异及病变的轻重程度不一样,所以乳腺胀痛程度亦不尽相同。但患者的共有特点为疼痛的周期性,即疼痛始于月经前期,经期及经后一段时间明显减轻,甚至毫无症状。疼痛呈弥漫性钝痛或为局限性刺痛,触动和颠簸加重,并向双上肢放射,重者可致双上肢上举受限。

(二)乳房肿块

常常双侧乳房对称性发生,可分散于整个乳腺内,亦可局限于乳腺的一部分,尤以双乳外上象限多见。触诊呈结节状、大小不一、变硬,经后缩小、变软。部分患者伴有乳头溢液。

(三)疾病的自限性和重复性

该病可不治自愈。尤其结婚后妊娠及哺乳时症状自行消失,但时有反复;绝经后能自愈。

四、辅助检查

(一)针吸细胞学检查

针吸肿块内少许组织做涂片检查,可见细胞稀疏;除有少许淋巴细胞外,尚可见分化良好的腺上皮细胞及纤维细胞。

(二)钼靶 X 射线检查

可见弥漫散在的直径>1 cm、数目不定、边界不清的肿块影;如果密度均匀增高,失去正常结构、不见锐利边缘说明病变广泛。

(三)红外线透照检查

双侧乳腺出现虫蚀样或雾状的灰色影,浅静脉模糊。

五、诊断

(1)育龄期女性与月经相关的一侧或双侧乳房周期性疼痛及肿块。
(2)查体可触及颗粒状小肿物,质地不硬。
(3)疾病发展过程中具自限性特点。

六、鉴别诊断

(一)乳腺癌

有些乳腺癌可有类似增生症的表现,但乳腺癌的肿块多为单侧,肿块固定不变,且有生长趋势,在月经周期变化中表现增大,而无缩小趋势。针吸即可明确诊断。

(二)乳腺脂肪坏死

该病好发于外伤后、体质较肥胖的妇女,其肿块较表浅,未深入乳腺实质,肿块不随月经周期变化。针吸细胞学检查和组织活检可明确诊断。

七、治疗

本病有自限性,属于生理性变化的范畴,可以在结婚、生育、哺乳后症状明显改善或消失。因此,只要做好患者的思想工作,消除恐癌症,可不治自愈。对于临床症状重者,可采用中西结合治疗。

(一)中医治疗

青年女性患者,一侧或两侧乳房出现肿块和疼痛,并随月经周期变化,同时伴经前心烦易怒、胸闷、嗳气、两肋胀痛者。可用逍遥散合四物汤加减:柴胡 9 g,香附 9 g,八月扎 12 g,青皮、陈皮各 6 g,当归 12 g,白芍 12 g,川芎 9 g,桔叶络各 4.5 g,益母草 30 g,生甘草 3 g。

中年已婚妇女,以乳房肿块为主症,疼痛稍轻,并且随月经周期变化小;伴随月经不调、耳鸣目眩、神疲乏力。可用二仙汤合四物汤加减:仙蒂 9 g,仙灵脾 9 g,软柴胡 9 g,当归 12 g,熟地黄 12 g,锁阳 12 g,鹿角 9 g,巴戟天 9 g,香附 9 g,青皮 6 g。

(二)西医治疗

1.己烯雌酚

第 1 个月经期间,每周口服 2 次,每次 1 mg,连服 3 周;第 2 个月经期间,每周给药 1 次,每次 1 mg;第 3 个月经期间仅给药 1 次,1 mg。

2.孕酮

月经前两周,每周 2 次,每次 5 mg,总量为 20~40 mg。

3.睾酮

月经后 10 天开始用药,每天 5~15 mg,月经来潮时停药,每个月经周期不超过 100 mg。

4.溴隐亭

多巴胺受体激活剂,作用于垂体催乳细胞上的多巴胺受体,抑制催乳素的合成与释放。每天 5 mg,疗程 3 个月。

5.丹那唑

雌激素衍生物,通过抑制某些酶来阻碍卵巢产生甾体类物质,从而调整激素平衡达到治疗作用。每天 200~400 mg,连用 2~6 个月。

6.他莫昔芬

雌激素拮抗剂,月经干净后第 5 天口服,每天 2 次,每次 10 mg,连用 15 天停药;保持月经来潮后重复。该药物治疗效果好,不良反应小,是目前治疗乳痛症的一个好办法。

第二节 乳腺囊性增生症

乳腺囊性增生症(disease of breast cystic hyperplasia,DBCH)是以乳腺小叶、小导管及末梢导管高度扩张而形成的以囊肿为主要特征,同时伴有一些其他结构不良病变的疾病。它与乳腺单纯性增生症的区别在于该病增生、不典型增生共存,存在恶变的危险,应视为癌前病变。囊性增生病完全为病理性,组织学改变不可逆。

一、发病情况

乳腺囊性增生症的发病年龄一般开始于 30～34 岁,40～49 岁为发病高峰年龄段,主要为中年妇女,青年女性少见,绝经后发病率也迅速下降。成年妇女其发病率约为 5%。

二、病因

本病的发生与卵巢内分泌的刺激有关。雌激素不仅能刺激乳腺上皮增生,也能导致腺管扩张,从而形成囊肿。

三、病理

(一)肉眼所见

乳腺内可见大小不等的囊肿,成孤立或数个小囊,囊内含有淡黄色或棕褐色液体。未切开前,囊肿顶部呈蓝色,故又称蓝顶囊肿。通常囊肿比较薄,内面光滑;有的囊肿比较厚,失去光泽,可有颗粒状物或乳头状物向囊腔内突出。

(二)镜下所见

可见囊肿、乳管上皮增生、乳头状瘤病、腺管型腺病和大汗腺样化生 5 种病变。

1.囊肿

主要有末梢导管高度扩张而成,若仅有囊性扩大而上皮无增生者称为单纯性囊肿,囊肿大时因囊内压力大而使上皮变扁平。囊肿壁由纤维肉芽组织构成,小囊肿上皮为立方状或柱状,增生不明显;若囊肿上皮呈乳头状生长时称为乳头状囊肿。

2.乳管上皮增生

扩张的导管及囊肿内衬上皮可有不同程度的扩张,轻者仅细胞层次增加或上皮增生呈乳头状突起。当若干扩张的导管和囊肿内均有乳头状增生时则称为乳头状瘤病;当复杂分枝状乳头顶部互相吻合成大小不等的网状结构时,称为网状增生;网状增生进一步增生拥挤于管腔内而看不见囊肿时成为腺瘤样增生;当增生的上皮呈片状,其中散在多数小圆孔时,称为筛状增生。增生上皮还可以呈实性。

3.乳头状瘤

末梢导管上皮异常增生可形成导管扩张,增生的上皮可呈复层,也可以从管壁多处呈乳头状突向腔内,形成乳头状瘤。

4.腺管型腺病

以乳腺小叶小管、末梢导管及结缔组织均有不同的增生为特点。

5.大汗腺样化生

囊肿内衬上皮呈高柱状、胞体大、核小而圆,位于细胞基底部,细胞质呈强酸性、颗粒样,游离缘可见小球形隆起物,这种上皮的出现常为良性病变的标志。

(三)病理诊断标准

乳腺囊性增生症具以上5种病变,它们并不同时存在。乳头状瘤、腺管型腺病和囊肿是乳腺囊性增生症的主要病变。各种病变的出现率与取材多少有关,若切片中找到5种病变中的3种或3种主要病变的2种即可诊断本病。

四、临床特点

(一)多种多样的乳房肿块

患者常常以乳房肿块为主诉而就诊。肿块可发生于单侧或双侧,可见3种情况。

1.单一结节

肿块呈球形,边界可能清楚,也可能不清楚;可自由推动,囊性感。如果囊内容过多,张力大,可能会误诊为实性。

2.多个结节

多个囊性结节累及双乳,此种多数性囊肿活动往往受限。

3.区段性结节感

乳腺部分或全乳呈不规则的颗粒状或结节状,边界不清;结节按乳腺腺管系统分布,近似一个乳头为顶角的三角形或不规则团块。

(二)周期性的疼痛规律

疼痛与月经有一定关系,经前加重,且囊增大;经后减轻,囊亦缩小。

(三)偶见乳头溢液

乳头溢液为单侧或双侧,多为浆液性或浆液血性,纯血者较少。如果溢液为浆液血性或纯血性时,往往标志着乳管内乳头状瘤。

五、辅助检查

(一)乳腺钼靶 X 线检查

X 线影像表现为大小不等的圆形、椭圆形或分叶状阴影,边缘光滑、锐利、密度均匀;X 线影像所见肿块大小与临床触诊相仿。根据其影像学表现,钼靶 X 线片分成弥漫型、肿块型、钙化型和导管型。

(二)B 超检查

B 超检查显示,乳腺边缘光滑、完整,内皮质地稍紊乱,回声分布不均匀,呈粗大光点、光斑以及无回声的囊肿。

(三)近红外线检查

在浅灰色背景下可见近圆形深灰色、灰度均匀的阴影,周围无特殊血管变化;因囊肿所含液体不同,影像表现也不一样。含清液的囊肿为孤立的中心透光区,形态较规则;含浊液呈均匀深灰色阴影,边界清楚。

(四)磁共振成像检查(MRI)

典型的 MRI 表现为乳腺导管扩张,形态不规则,边界不清楚,扩张导管的信号强度在 T_1 加权像上低于正常腺体组织;病变局限于某一区,也可弥漫分布于整个区域或在整个乳腺。本病的 MRI 特点通常为对称性改变。

(五)针吸细胞学检查

多方位、多点细针穿刺细胞学检查对该病诊断有较大价值,吸出物涂片检查镜下无特殊发现。

六、诊断

由于本病的临床特点容易与乳腺癌及其他乳腺良性疾病混淆,因此,该病的最后诊断需依靠病理诊断结果。

七、治疗

乳腺囊性增生症是一种以组织增生和囊肿形成为主的一种非炎、非瘤病变，它的恶变率达 3%～4%。有人认为该病可以发生癌变，属于癌前期病变，所以临床处置应谨慎。

(一)手术治疗

1.手术目的

明确诊断，避免癌的漏诊和延误诊断。

2.手术原则

针吸细胞学检查为首选检查方法之一。对检查结果阴性、不能排除恶性者，须做手术检查。有条件者，应在做好根治术准备的情况下行快速冰冻病理检查，若为恶性，则行根治术；若不具备冰冻条件，也可先取病理；若病变为恶性，应在术后 2 周内行根治术，这样对预后影响不大。

3.手术方案的选择

肿块类或属于癌高发家族成员，肿块直径在 3 cm 以内，可行包括部分正常组织在内的肿块切除；根据病理结果，如有上皮细胞高度增生、间变者，年龄在 40 岁以上，行乳房大区段切除。有高度上皮增生，且家族中有同类病史，尤其是一级亲属有乳腺癌者，年龄在 45 岁以上应行单纯乳房切除术。35 岁以下的不同类型的中等硬度的孤立肿块，长期治疗时好时坏，应行肿块多点穿刺细胞学检查，若为阳性则行根治术；即使阴性也不可长期药物治疗，应行肿块切除送病理，根据病理结果追加手术范围。当然，也不可盲目行乳房单纯切除术。

(二)内分泌治疗

对随月经周期而出现的乳房一侧或双侧疼痛性肿块类，若长期药物治疗无效，可在肿块明显部位做切除组织病理检查，如无不典型增生者，行药物治疗观察。因乳腺囊性增生的发病机制与乳腺癌的发生有其同源性，故应用抗雌激素药物进行治疗。研究显示，他莫西芬对乳腺囊性增生症治疗的有效率为 80%～96%。但是由于他莫昔芬对子宫内膜的影响，很多医师和患者存有顾虑。因此，鉴于托瑞米芬的安全性高于他莫昔芬，而抗雌激素的机制与其相同，因此用托瑞米芬治疗乳腺囊性增生症 1 年左右，效果颇佳。

第三节　乳腺囊性增生症癌变

乳腺囊性增生症和乳腺癌的关系一直为人们所关注。有人认为该病可发生癌变,属于癌前期病变,公认的事实是,其乳腺囊性增生症患者患乳腺癌的机会为一般妇女的 3～5 倍,而且病理证实,有 20％～61％的乳腺癌并乳腺发囊性增生症。

一、乳腺囊性增生症癌变的基础研究

(一)乳腺囊性增生症癌变的病理诊断标准

在乳腺囊性增生症的基础上,腺管和腺泡上皮可增生成复层,细胞形态有明显的异型性,核分裂常见,其细胞排列极向紊乱,形成灶性原位癌或伴有少量浸润癌。

(二)乳腺囊性增生症癌变的细胞超微结构变化

姜军等根据 Page 的分级标准并略加修改,将乳腺导管和囊泡上皮细胞增生程度分为 3 级,其中Ⅰ级为一般性增生,Ⅱ、Ⅲ级为不典型增生;并用透射电镜观察其超微结构。

(1)Ⅰ级增生表现:乳腺囊性增生症上皮增生Ⅰ级细胞超微结构与正常乳腺上皮细胞相似,无明显发育不良及异常结构。

(2)Ⅱ级增生表现:微绒毛紊乱,缝隙连接及镶嵌连接减少,桥粒减少,发育不良;部分增生细胞间出现原始腺腔样结构。线粒体、高尔基复合体、内质网及游离核糖体等比正常细胞增多,细胞核增大、形态及大小不规则,异染色质增多,部分细胞核仁突出,核/质比例增大。

(3)Ⅲ级增生表现:核形态不规则,异染色质明显增高,呈斑块状,核仁增大,核/质比例进一步增大;未见细胞质内腔及微丝,细胞器已无明显结构异常变化。

综合超微结构分析结果,从细胞形态学角度提示:乳腺囊性增生症渐进发生癌变是乳腺癌发生的重要原因之一,其癌变过程是一个逐渐演变的过程;不典型增生细胞是从良性向恶性过渡的中间细胞。不典型增生程度愈重,细胞超微结构愈接近癌细胞。从超微结构来看,Ⅲ级不典型增生病例细胞的某些形态特征已具潜在的恶性趋势。

(三)乳腺囊性增生症癌变的基因表达

耿翠芝等用流式细胞术和免疫荧光染色技术对乳腺囊性增生病及其癌变的

组织细胞进行 DNA 倍体和癌基因 c-erbB-2 抑癌基因 P53 蛋白的表达测定,结果显示如下。

(1)从正常乳腺组织、乳腺囊性增生病到乳腺囊性增生病癌变的发展过程中,细胞核 DNA 含量,S 期细胞比率(SPF)呈渐次增高趋势,异倍体率明显增加,在统计学上均有显著性差异。

(2)乳腺囊性增生病具较高的增生活性。癌基因 cerbB-2 在该病的表达率为 17.39％,P53 蛋白表达率为 8.69％;在定量分析中乳腺囊性增生病与正常乳腺相比亦有明显差异。从而可以说明该病具有较高的癌变倾向。

二、临床表现及诊断

乳腺囊性增生症癌变的临床表现无特征性。Haagenson 认为必须临床、组织学和长期随访三者相结合才能明确有无癌变。然而,可以肯定地认为,乳腺囊性增生症与乳腺癌之间存在着比较密切的关系,乳腺囊性增生症上皮增生发展为间变,最终癌变。

三、处理原则

研究表明,乳腺囊性增生症的癌变率为 1.0％～6.5％,如果伴有Ⅲ级不典型增生,其癌变率约为 33％。由于乳腺囊性增生病及乳腺囊性增生病癌变无特异的临床表现,因而给临床诊断及治疗带来困难。综合国内外资料,专家认为该病的治疗应遵循以下原则。

(1)年龄为＞40 岁,不伴随月经周期的乳房疼痛,且单侧发病,呈结节状,应行区段切除术,切除标本送病理。如果术后病理证实为乳腺囊性增生癌变,可追加腋淋巴结清扫及全程放疗。

(2)年龄为 30～40 岁,临床症状明显,日渐加重,可先行保守治疗 3 个月左右,若无效可行肿物切除送病理。若病理证实为癌变,则扩大切除范围,并追加腋淋巴结清扫及全程放疗。

(3)年龄为＜30 岁,特别是未婚、未育患者,可在严密观察下进行药物治疗半年,如果治疗无效,尤其伴随疼痛不明显的一侧结节状肿块,应提高警惕,反复针吸细胞学检查或行肿物切除送病理。

病理证实为乳腺囊性增生症、组织增生Ⅰ～Ⅱ级,可行区段切除术;如果组织增生Ⅲ级及灶性癌变或乳腺囊性增生病伴有癌基因、抑癌基因的异常,应按早期癌处理,即行乳房单切术或改良根治术;有良好设备和治疗条件的医院可行病变部位的区段切除术＋腋淋巴结清扫术＋全乳全程放疗。

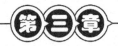

乳腺肥大性疾病

第一节　性早熟性乳房发育症

一、概述

第二性征较正常青春期提早出现的现象称之为性早熟。多见于女孩。一般认为在 8 岁以前,第二性征发育完善或部分器官发育完善,如有明显的乳房发育,外阴发育良好,阴毛、腋毛出现,身体迅速增长,体重不断增加,或者 10 岁前月经来潮称为性早熟。把性早熟引起的女性乳房提早发育的现象称之为性早熟性乳房发育症。

二、发病年龄及发病率

早在 1917 年,Dearar 和 Mc Farland 收集 19 例性早熟症患儿,其发病年龄为 1～5 岁。Novak 1944 年收集的 9 例患儿中有 1 例出生后 6 个月时乳房开始发育,第 15 个月即开始月经来潮,患儿生长迅速,比同龄女孩身材高大,同时第二性征出现。国内宁远胜等报道,对 4～13 岁 18 200 名学龄前女孩及女学生进行检查中,4 岁时有乳房发育者占 1.88%,9 岁时有乳房发育者占同龄组的 1/3。在 8196 名有乳房发育的女孩中,双侧乳房发育者 7861 名,占 95.9%,单侧的 335 名,占 4.1%。在 335 名单侧乳房发育中,左侧 176 例,占 52.5%,右侧 159 名,占 47.5%。张愈清统计 93 例脑外伤的患儿,其中 11 名女孩中有 6 例出现性早熟,占 54.5%,受伤时年龄为 2.1～8.3 岁(平均年龄 5.4 岁),性早熟最早出现于伤后 2～17 个月,当时最小的年龄为 3.7 岁,最大的为 8.7 岁,平均年龄为 6.4 岁,性早熟与无性早熟女孩的昏迷时间无明显差别,性早熟患儿第 3 脑室扩张显著。

三、病因及分类

（一）真性性早熟性女性乳房发育症

所谓真性性早熟，是指患者在青春期之前，建立了"下丘脑-垂体-卵巢轴"的正常功能，具有排卵的月经周期，有生育能力，性成熟过程按正常青春期顺序进行，只是开始时间提早，发育速度快。此时伴随的乳房发育，称为真性性早熟性女性乳房发育症。其病因可有如下几种。

1.体质性因素

经过详尽的检查，未发现造成性发育提前的原因，此类患者临床上称为"体质性性早熟"亦叫原发性性早熟。1943 年，Nathanson 与 Aub 研究此类患儿的性激素分泌，认为性激素较同龄者明显增多，如雌激素、雄激素、17-酮类固醇等均已达到成年人水平，而且患儿以后可正常发育和正常分娩而无其他异常表现。Novok 认为原发性早熟性乳腺肥大症比继发性的性早熟症多见是可能的。此类患者可能因某种原因(有人认为遗传学上的因素)，促使下丘脑-垂体提前释放大量促性腺激素，致使卵巢活性上升。1981 年，Rayner 检查大量性早熟少女，发现80%属于体质性性早熟，也证明这种说法。

2.病理性因素

绝大多数患者是由于具有内分泌功能的器官，发生肿瘤或肥大，而引起内分泌功能失调，使之 3 岁以后的小女孩就出现乳腺肥大、阴毛生长、阴唇发育、有月经来潮等性早熟的临床表现，所以亦称之为继发性性早熟，常见有以下几种病因。

(1)伴中枢神经系统器质性损害的性早熟：中枢神经系统疾患可以直接刺激或破坏儿童期抑制促性腺中枢的神经结构，致使下丘脑-垂体功能提前出现，致性早熟。①炎症：脑炎、结核性脑膜炎、粟粒性结核等治疗后。②头部损伤：瘢痕隔断下丘脑与垂体间通道，下丘脑失去对垂体的控制，垂体功能活跃。③先天性畸形：脑发育不全、小头畸形、脑积水等，由于下丘脑失去更高中枢的控制而活性增加，或病变累及下丘脑部位，使之无法控制垂体的功能。④肿瘤：位于下丘脑、第 3 脑室部位的脑室错构瘤、神经胶质瘤、颅咽管瘤、畸胎瘤等，松果体肿瘤以及其他大脑肿瘤。由于这些肿瘤破坏下丘脑，致使垂体分泌促性腺激素增多，可出现性早熟。特别是错构瘤，因并非真正的肿瘤，而是由于正常神经组织组成，只是占据了颅内的一个位置，同时由于它有时可以很小，且经多年也不长大，临床上难以发现，往往把这些患者误诊为体质性性早熟。1980 年，Grant 发现 11 例拟诊为体质性性早熟的患者中,竟有 4 例为丘脑下部错构瘤。⑤全身疾病:如结节性硬化症、垂体嗜酸性细胞增生或肿瘤等。

(2)伴脑功能异常的特殊型性早熟:畸形综合征——多发性骨质纤维性发育异常(Me Cune Albright 综合征)、不对称身材-矮小-性发育异常综合征(Silier Russel 综合征)、Leprechaunism 病,这些疾病可出现脑功能异常,伴性早熟。

(3)产生促性腺激素的肿瘤:如绒毛膜上皮癌、肝母细胞癌、松果体瘤等。

(4)原发性甲状腺功能减退:属于原发性甲状腺功能不全,而非垂体促甲状腺素分泌减少。甲状腺功能减退时,垂体受到负反馈调节,使促甲状腺素分泌增加,同时促性腺激素和催乳素也重叠性分泌增加而引起性早熟。

(二)假性性早熟性女性乳房发育症

假性性早熟性女性乳房发育症指女性青春期提前不是建立在"下丘脑-垂体-卵巢轴"功能成熟提前的基础上,而是由于内源性或外源性性激素过早、过多刺激靶器官,造成第二性征和性器官发育,这类患者虽有阴道出血,但性腺并未发育,也无排卵,所以没有生育功能。因此,临床上称这些患者为假性性早熟。其中出现乳房发育现象,称之为假性性早熟性女性乳房发育症。病因大致如下。

1.功能性卵巢肿瘤

功能性卵巢肿瘤约占 10%,以颗粒细胞-卵泡膜细胞瘤多见,卵巢畸胎瘤次之,均可引起性早熟。因这些肿瘤能够分泌多量的雌激素,而使乳房发育及出现阴道出血。

2.肾上腺皮质肿瘤

大多数以分泌大量雄激素为主,造成女性性早熟。少数病例可有女性激素的分泌,使少女出现同性性早熟,乳房发育。

3.外源性性激素和其他因素的影响

女孩误服含雌激素的避孕药,可出现第二性征、阴道流血。服食使用过激素制剂的家畜的肉类、乳品,或接触含雌激素的化妆品等,也可引起性早熟。

误服雄激素、促性腺激素后,女孩也可出现性早熟。让孩子服用人参蜂王浆、花粉蜂皇浆、蜂皇太子精、双宝素、鸡胚、蚕蛹等品,可出现假性性早熟,值得家长注意。

(三)单纯性乳房发育

此种女孩只是乳腺增大,无阴毛、腋毛生长和外阴的改变,血尿中的雌激素含量在正常水平。双侧乳腺发育较早者多见,单侧乳腺发育较早者少见。一些学者认为是由雌二醇一过性升高和/或乳腺组织对之过于敏感所致。

四、病理改变

(一)大体所见

乳腺明显肥大,质地柔软,表皮无改变,有的于乳头下可见一盘状、质地柔软的硬结。

(二)镜下所见

主要成分为脂肪和增生的纤维组织和少量腺体。

五、临床表现

出现的女性性早熟第二性征包括乳房发育、外阴发育、阴毛腋毛出现、月经来潮等,乳房发育可分5期。临床上常见乳头、乳晕着色,乳晕下可触及圆盘状的结节性乳腺组织,质中等、边界清楚、表面光滑、活动,与皮肤无粘连,乳晕下肿块有压痛。随乳房发育、增大,乳晕下肿块逐渐缩小、消失,乳房可至成人大小。

不同病因分类的女性性早熟性乳房发育症的伴随体征不尽相同,分述如下。

(一)真性性早熟性女性乳房发育

(1)体质性性早熟女性乳房发育特征与正常青春期乳房发育最为相似,只是开始年龄很小(2岁,甚至更小),身高增长迅速,伴明显的乳房发育,月经来潮,有排卵性月经周期。通常不影响成年期的正常发育,绝经年龄也无明显提前。患者血尿促性腺激素含量与年龄不符,但与性发育阶段一致。尿17-酮类固醇增高,但与骨龄相符。

(2)中枢神经系统疾病造成的性早熟,当病变范围小时,性早熟常是唯一的症状,容易误诊为体质性性早熟,需仔细检查,动态随访。追问病史可有脑部疾病史,如脑积水、脑膜炎、智力障碍等。某些脑肿瘤,经过一段时间后,可出现下丘脑功能紊乱,如尿崩症、肥胖或其他精神症状,当颅内压增高时,压迫视神经,还可出现视力障碍,视野缺损。

(3)多发性骨质纤维性发育异常患者,多无家族性倾向,其具有三大特征:①一侧骨组织发生纤维性骨炎;②非隆起性褐色素皮肤沉着,多发生于患侧;③内分泌紊乱。性发育早期即出现阴道出血。血中促黄体激素(LH)与促卵泡生成激素(FSH)值增高,对促黄体生成激素释放激素(LH-RH)呈真性性早熟反应,部分患者血清 LH 和 FSH 不高,对 LHRH 不起反应。X 线检查可发现四肢长骨骨质有疏松区域,形成假性囊肿,可发生病理性骨折。颅底也常见密度增厚区域。

(4)原发性甲状腺功能减退者,大多表现为第二性征发育延迟,少数可出现性早熟、乳房发育、泌乳、阴道出血、血 LH 和 FSH 值增高,但对 LH-RH 反应迟钝,血清雌激素为成人数倍。头颅 X 线摄片或 CT 检查可见垂体增生现象,补充甲状腺素后性早熟症状可消失。

(二)假性性早熟性女性乳房发育

患者虽有某些性早熟表现,但性腺未发育,下丘脑-垂体功能测定与年龄相符。

(1)功能性卵巢等肿瘤患者,一般除有乳房发育等某些第二性征和/或月经来潮外,可全无症状;或自觉腹胀、腹痛、在腹部或盆腔可触到包块,这类患者一般在第二性征发育之前即出现阴道出血,成为其临床特征之一。

(2)外源性激素引起者,多有误服雌激素药物或经常服用中药滋补品史,血中雌二醇含量很高,可达 340 pg/mL 以上,有乳房增大,乳头、乳晕着色、白带增多或阴道出血。但停药后自然消退,恢复正常。

(3)单纯性乳房发育可能先出现一侧,易引起家长重视,切忌活检,否则将损伤乳房大部分胚芽,甚至完全阻止该侧乳房发育。

六、诊断与鉴别诊断

(一)诊断

凡女性 8 岁前出现第二性征或 10 岁前月经来潮均为性早熟。伴随有乳房发育。即可确诊为性早熟性女性乳房发育症。因其有真、假、单纯早熟性乳房发育之分,诊断上应注意以下几点。

1.详细询问病史

详细询问病史包括出生过程,有无产伤及窒息,幼年有无发热、抽搐、癫痫史,发病前后有无重大疾患,性征及发育过程,有无误服内分泌药物或接触含激素类用品,有无经常服用滋补品史,有无手术及外伤史,有无视力障碍、视野缺损、颅内压增高、头痛、智力障碍等现象。

2.全面仔细体检

(1)物理检查:包括身高、体重、指尖距、坐高、营养状态、健康状况、第二性征发育情况、准确的盆腔检查(除外卵巢肿瘤)、神经系统检查及眼底、视野检查、智能检测等内容。

(2)激素测定:①卵巢功能检查包括测量基础体温、阴道脱落上皮细胞涂片、血雌激素、雄激素的检测和连续观察,以了解患者有无排卵和激素水平高低。如患儿体内激素水平很高,而无排卵,提示有卵巢功能性肿瘤。②甲状腺及肾上腺皮质功能检查包括常规进行血清 T_3、T_4、血浆蛋白结合碘(PBI)、血清促甲状腺素(TSH)测定和肾上腺皮质功能测定(血浆 T、尿 17 羟、尿 17 酮类固醇含量,必要时进行地塞米松抑制试验),排除甲状腺功能减退或肾上腺皮质功能异常等引起的性早熟。③垂体功能测定包括血 FSH、LH 含量的检测,可以明确垂体分泌有无同期性变化,判断下丘脑-垂体功能是否提前出现。进一步可做 LH-RH 垂体兴奋试验。若 LH-RH 试验发现垂体反应具有青春早期或青春中期特征,则是下丘脑-垂体功能提前的明确证据。

(3)摄 X 线片检查:①蝶鞍正侧位片(注意蝶鞍形态、大小、鞍结节角、鞍底,以除外垂体肿瘤)。②颅骨正侧位片,颅骨骨质有无改变,颅底有无钙化或硬化区。③手、腕等处骨龄检查(体质性或颅脑损伤性性早熟骨龄常大大提前,卵巢肿瘤引起者常不明显)。④长骨 X 线片,从确定是否有 MeCune-Albright 综合征。⑤腹膜后充气造影,观察双侧肾上腺轮廓,有无增大及占位性病变。

(4)必要时行 B 超、CT、腹腔镜检查,对除外颅内肿瘤、卵巢肿瘤、肾上腺肿瘤等不失为一种必要手段。

(二)鉴别诊断

鉴别诊断主要在于引起原因之间的鉴别,诊断明确,才能对症治疗。

七、治疗与预后

(一)治疗

对性早熟性女性乳房发育症治疗,目的在于抑制月经及第二性征的发育。

1.药物治疗

(1)甲羟孕酮(安宫黄体酮)为一高效孕激素,能抑制垂体促性腺激素的分泌,可口服和肌内注射。每 10～17 天肌内注射长效甲羟孕酮 150～200 mg,造成闭经,乳腺显著萎缩,阴道涂片显示卵巢功能下降。甲羟孕酮片每天 10～30 mg,口服,根据病情轻重及能否控制症状而增减。经治疗后可使女性化停止,乳房缩小,月经停止。

(2)甲地孕酮,每天 6～8 mg,分两次口服至第二性征消退,实验室检查明显好转后,逐步减至 4 mg/d,分 2 次口服。

(3)促性腺激素释放激素类似物(LH-RH-A)通过受体的反向调节作用,从而最终抑制垂体,促性腺激素的释放,因此对真性性早熟有治疗作用。常用 Buserelin 每天 2～3 次,每次 100 mg,鼻吸剂给药,持续应用半年至两年。

2.病因治疗

针对不同病因,采用不同的手段,肿瘤引起者,宜手术切除,加化放疗;药物引起者宜停药观察;原发性甲状腺功能降低者宜补充甲状腺素等。

(二)预后

原发性性早熟性女性乳房肥大及单纯性乳房肥大,预后良好。继发性性早熟性乳房肥大症,视原发病性质而定,如为良性病变,手术切除后预后良好,恶性肿瘤则预后不良。

第二节　成人型乳房肥大症

一、概述

成年妇女一侧或两侧乳腺过度发育增大,超过正常乳房的界限及重量,称为成人型乳房肥大症,亦称巨乳症。通常成年妇女的乳房发育到一定的程度即停止生长,但有的人在乳房发育时期内,受过强,过多的雌激素刺激,或对雌激素刺激特别敏感,乳腺发育迅速,急骤增长,1～2 年内可 2 倍于正常乳腺,少数乳房下垂平脐,甚至越过腹股沟更甚者过股(骨)达膝,每个乳腺重达 5～6 kg,超重者有达 10 kg 以上者。

二、发病率

成人型乳房肥大症临床上较少见,在青春发育期及妊娠期由于雌激素分泌旺盛,乳房异常发育肥大现象相对多见,双侧与单侧乳房肥大发生率约各占一半。有专家研究发现 1%～2%乳房肥大患者数年后可能发生乳腺癌。

三、病因

病因不明,可能与乳腺组织的靶细胞对雌激素刺激特别敏感,也可与乳腺组织受过多、过强的雌激素刺激有关。

四、病理改变

(一)大体所见

肥大的乳房可过脐达膝,重达 10 kg 以上,质地柔软,可伴有大小不等结节,皮肤表面可见静脉曲张,乳头下陷,切面除可见正常的腺体外,脂肪组织和纤维组织明显增多。

(二)镜下所见

肥大的乳房主要由过度增生的脂肪、纤维结缔组织及正常的乳腺腺体所构成。还可见分支不多的小导管,偶见有小叶形成的趋势,导管上皮细胞增生可呈乳头状,有轻微的分泌活动。

五、临床表现

肥大的乳房多呈下垂状,葫芦瓢形,其乳头多有下垂和移位,巨乳可达 5～6 kg,甚至 10 kg 以上,可平脐达膝,乳房表面皮肤静脉曲张,可有色素沉着,乳晕增大,乳头可内陷,触之质地硬韧,弹力较大,一般难以触及明显的肿块,有延误病情之弊端。患者站立有下坠感,平卧又有胸闷、呼吸窘迫感,沉重的乳房,可使患者行动不便,颈酸背痛,驼背突肚,姿势改变,胸廓畸形。由于乳房下区皮肤与胸腹部皮肤紧贴,汗液不能散发,经常潮湿不适,引起湿疹、糜烂及其他皮肤病。精神压抑、自卑羞愧,影响社交及体育锻炼,不愿度夏。

六、诊断与鉴别诊断

典型的临床体征,一般诊断不难。需与多发性纤维腺瘤及分叶状囊肉瘤相鉴别,还需与垂体功能障碍引起的乳房脂肪堆积肥大相鉴别。

(一)多发性纤维腺瘤常

可在乳房多处触及,表面光滑、活动度大,质中偏硬,边缘清楚、与皮不粘,多发肿块,一般生长缓慢,乳房有时可略增大,但一般无明显过度增大。若妊娠期或短期内迅速增大,应考虑叶状囊肉瘤的可能,应及时手术。

(二)垂体功能障碍引起的乳房脂肪堆积肥大

有垂体病变常并有髋部的脂肪沉积过多等病象,通过近红外线扫描能鉴别肥大的乳腺组织与过多的脂肪沉积。

七、治疗与预后

本症为不可逆转的真性乳腺肥大,中成药难以奏效,轻度肥大只用合适乳罩固定支托即可,无须治疗。对影响日常生活、行动不便的巨乳,为解除患者痛苦可根据患者年龄及意愿,选用乳房单纯切除术或整形手术,多数情况下可取得满意效果。

第三节　男性乳房肥大症

一、概述

男性乳房肥大症是指男性在不同时期、不同年龄阶段因不同原因出现单侧或双侧乳房肥大，可有乳房胀痛，乳晕下可触及盘形结节，个别可见乳头回缩、乳头溢液。有的外形与青春期少女的乳腺相似，所以临床上又有以青春期乳房肥大、老年期乳房肥大、特发性男性乳房发育、药物性乳房发育、原发性男性乳房肥大、继发性男性乳房肥大、男子女性型乳房等冠名。

二、发病率

男性乳房肥大症是一种常见病。国外文献报道，在正常人群中可以摸到的无症状的乳房肥大发病率为32％～38％，青春期男性乳房肥大的发生率可高达67％，50岁以上男性乳房肥大的发生率也有高达57％的报道，国内尚缺乏大宗调查病例，没有权威性发病率报道。发病年龄几乎见于任何年龄，7～85岁均可发生，左、右侧乳房发生率无显著差别，一侧乳房肥大多见，双侧乳房肥大者较少。

三、病因与病理

目前大多数学者认为本病与内分泌激素紊乱有关。主要是体内雌激素、睾酮、孕酮、催乳素等激素的分泌、代谢以及它们之间的平衡失调。乳腺组织对雌激素的反应过度敏感也是成因之一。当乳腺组织受到过多雌激素强而持久的刺激所致的男性乳房肥大，称为真性男性乳房肥大。血液中雄性激素不足，雌激素相对过多，或雄激素受体缺陷（在睾丸女性化中可见）及其有关的综合征等使雄激素丧失，从而导致乳房肥大；催乳素可能偶尔对生殖腺或肾上腺功能有间接作用，使血液中雌激素含量比例增加，促成男性乳房肥大的发生。

男性的乳房肥大可分为两型：①原发性生理性乳房肥大，是由内分泌的生理性失调所致，多见于青春发育期，所以又称为特发性男性乳腺发育。②继发性病理性乳房肥大，是因继发某种疾病之后引起的内分泌功能紊乱，导致乳房肥大，一般多见于成年以后患者。

总之,本病与雌激素的增加,雄激素减少,有效雌二醇/睾酮的比值增大有关。一般说来,<50 岁男性乳腺肥大者,以雌二醇升高为主;而>50 岁男性发生乳房肥大者以睾酮下降为主。这样相对的雌二醇增加,雌激素/睾酮的比值增大导致男性乳房肥大,而临床上单侧乳房肥大多见,说明乳腺组织对雌激素刺激敏感程度在乳房肥大症发生中也起着一定的作用。近年国内外研究证明,本病与乳腺组织内的芳香化酶水平及雌激素受体(ER)程度有关,实验表明 ER 阳性与乳房肥大者关系密切,<50 岁的患者比>50 岁的患者 ER 阳性率高,这就不难解释男性乳腺肥大多见于老年人。

(一)原发性生理性男性乳房肥大症

可能因青春期性激素水平变化迅速,产生一过性的雄/雌激素比例失调,或乳腺组织对雌激素的敏感性增高而引起男性乳腺增大。

(二)继发性病理性男性乳房肥大症

1.内分泌疾病

(1)睾丸疾病:伴有性腺发育异常,多属遗传性疾病,一般促性腺激素多而睾丸功能减退,雄激素分泌很低,使血中睾酮与雌激素比例发生改变。①先天性睾丸发育不全(Klinefelter 综合征):染色体 47,XXY。口腔黏膜染色质阳性,小睾丸,有时几乎消失,可有智力低下,青春期出现乳房发痛(可能与第 2 个 X 染色体有关,这个原因也是造成 Klinefelter 综合征的乳腺癌发病率升高的重要原因)。血睾酮低,促性腺激素增高,精液中精子显著减少,甚至无精子,精子形态及活动力也不正常。②Kallmann 综合征:视丘下部及部分垂体功能减低,促性腺激素减低,伴嗅觉减退,睾丸发育差,青春期乳腺发育。③Reifenstein 综合征:胎儿期发育睾丸间质细胞功能不全,出生后可出现乳房发育伴尿道下裂等畸形。④完全性睾丸女性化:由于雄激素受体量和质的异常,睾酮不能发挥作用,染色体为46XY,外阴女性化,睾丸在大阴唇内或腹股沟疝内或腹腔内,无子宫,阴道为盲端,血中睾酮正常或增高,雌二醇正常高限,促性腺激素增高,尿 17-酮类固醇正常,青春期乳房发育。不完全性睾丸女性化外阴可呈男性,或小阴茎,或呈假两性畸形,阴毛正常,亦可有青春期乳房发育,家族史阳性。

睾丸炎、睾丸肿瘤、睾丸炎及外伤性睾丸萎缩,雄性激素分泌过低,反馈性促性腺激素过多,30%睾丸间质细胞瘤,10%～20%睾丸绒毛膜瘤,4%睾丸畸胎瘤及 1%睾丸精原细胞瘤,可产生促性腺绒毛膜素,均可引起男性乳腺肥大。

(2)肾上腺病变:肾上腺皮质增生,良、恶性肿瘤及功能减退,这类肿瘤可直接分泌雌激素或产生过量的雌激素前体(雄甾烷二酮),在组织中转化为有效的雌激素。可见尿 17-酮类固醇升高,血雌二醇升高刺激,引起乳腺肥大。

(3)下丘脑-垂体疾病:下丘脑和腺垂体肿瘤、垂体嫌色细胞瘤及肢端肥大症等,可使垂体-性腺轴受刺激,内分泌紊乱,可引起乳房发育。

(4)甲状腺疾病:甲状腺功能亢进,使血浆中性激素-结合球蛋白的浓度增高,结合的雄激素过多,游离的雌二醇(未结合的雌二醇)升高,雌二醇/睾酮的比值升高,即激素的平衡失调,刺激乳腺组织增生,导致男性乳腺肥大;甲状腺功能亢进患者中,仍有 10%～40% 并发男性乳房肥大;甲状腺功能减退时,促性腺激素释放因子可使泌乳素增多引起乳腺发育及泌乳,但比较少见。

(5)性发育分化异常:各种男性假两性畸形,可伴发乳房肥大。

(6)糖尿病患者:少数可伴男性乳房发育。

2.非内分泌疾病

(1)肝脏疾病:肝炎、肝硬化、肝癌等,伴有肝功能减退时,尤其是乙醇性肝硬化,体内雌激素相对过多,更易引起乳腺肥大,其原因:①乙醇可能作用于下丘脑-垂体-睾丸系统,降低了血中睾酮水平。②在肝硬化时可使循环中的雄甾烷二酮和睾酮前体转化,产生大量的雌激素。③肝硬化时,血中的结合性甾体类球蛋白升高,使血中游离睾酮进一步减少。④肝功能减退,肝脏破坏雌激素使其成为无功能复合物(对雌激素的灭活)的能力减弱,雌激素在体内含量相对增多。⑤当机体内复合性维生素 B 缺乏时,肝脏对雌激素的灭活能力随之减弱,于是雌激素在体内相对增多,过多过强地刺激乳腺组织,导致了乳房肥大。

(2)营养不良的恢复期:研究发现,当营养不良被纠正后,随着体重增加,促性腺激素分泌和性腺功能恢复正常时,产生了一种类似第二青春期现象,出现乳房肥大,称之为"进食增加性乳腺肥大"。

(3)肺部疾病:支气管肿瘤,尤其是燕麦细胞癌,肺源性肥大性骨关节痛、肺结核、脓胸等,可分泌异位激素而致乳腺肥大。

(4)慢性肾衰竭:尿毒症经血液透析后,检测发现血中雌激素相对升高,催乳素浓度升高,促使了乳腺发育。

(5)神经系统疾病:如高位脊髓病变引起的截瘫,脊髓空洞症、遗传性运动失调,可伴发乳腺肥大。

(6)淋巴系统疾病:淋巴瘤、恶性组织细胞瘤、骨髓瘤及其他网状内皮系统疾病等,也少见男性乳房发育。

(7)家族性男性乳房发育症:可能是一种最轻型的男性假两性畸形。

(8)服用睾丸素和雌激素：睾丸素与雌激素是两种对抗性的性激素，但它们各自的注射都能引起乳房肥大，如前列腺增生或前列腺癌长期服用己烯雌酚后，常可引起男乳肥大。睾酮则可在体内转化为雌二醇而引起乳房肥大。

(9)药物性乳房肥大：据国内外文献报道，促性腺激素等可致男性乳腺发育，可能由于引起机体的内分泌功能紊乱或与雌激素受体结合之故。停药后增大的乳房多可恢复。

(10)其他疾病可伴发男性乳房肥大：其他疾病可伴发男性乳房肥大，包括心血管疾病(如心脏病、高血压病)、严重皮肤病(如麻风、剥脱性皮炎、皮肤成纤维细胞瘤等)、自身免疫系统性疾病(如风湿性关节炎、类风湿关节炎)、钩端螺旋体病、溃疡性结肠炎等有时也可伴男性乳房发育。

四、病理改变

(一)大体所见

大体所见可分为两个类型：①分散性男性乳腺肥大患者，患侧乳腺内往往可扪及边缘整齐，界限清楚的肿块，肿物不与皮肤粘连，活动度好，质较硬；②弥漫性男性乳房肥大，乳房边缘不清，弥漫性增生的乳腺组织与周围乳腺组织融合在一起，不形成明显肿块。

(二)镜下特点

(1)病程在 4 个月以内的称为旺炽型乳腺发育，其主要改变为乳腺导管分支数量增多，但没有真正的腺泡，腺管上皮增生突向间质，但不超出基底膜的限制。管内可见有脱落的上皮细胞及粉染的蛋白性无结构物。间质内细胞成分增多，成纤维细胞数量明显增多，其间混杂有脂肪组织。管周为黏液水肿样的疏松组织，同时可见有小血管增生和淋巴细胞、浆细胞等炎症细胞浸润。

(2)病程在 5~11 个月之间的称作中间型男性乳腺发育，其形态上表现为上皮细胞和间质内的成纤维细胞增生，程度较为轻微，可见乳腺间质内出现纤维化倾向。

(3)病程在 1 年以上者称为硬化型男性乳腺发育，病变区域主要由胶原纤维构成，内有数量不等的扩张的乳腺导管，同时伴有导管上皮细胞中度增生，管周水肿消失，混杂其间的脂肪减少或消失。

五、临床表现

(一)肿块

乳内肿块多数仅有纽扣大小，直径 2~3 cm，多位于乳头、乳晕下，边界清楚,质地坚韧,有一定的移动性,与皮肤无粘连。双侧者两侧乳腺呈对称性增大,如肿块不在中央区,边界不清,与皮肤粘连,增长快,活动度差,应考虑男性乳腺癌发生。亦有双侧乳房发育肥大,如成年妇女则无其他症状。

(二)疼痛

常可有胀痛感,间或有刺痛、跳痛,若肿块明显常有压痛和触痛。

(三)乳头溢液

此类患者的乳房外观常如成人女性,挤压乳头有白色乳汁样分泌物。

(四)临床分型

1.弥漫型

乳腺呈弥漫性增生肥大,无明显的孤立性结节,或伴有轻微的压痛为其特点。

2.腺瘤型

肿块呈孤立性结节,活动良好、无粘连、界限清楚、轻压痛,此型应与男性乳腺癌鉴别。

3.女性型

双侧乳腺呈对称性肥大,无增生结节,挤按乳头可有白色乳汁样分泌物,外观颇似青春发育期少女乳腺。

六、诊断

本症成因复杂,全面仔细问诊检查十分重要,必要的特殊检查是确诊不可缺少之法。往往经过综合检查,可以明白病因,进一步确诊。

(一)病史探因

因本症形成原因颇多,按系统疾病症状体征进行详尽的病史调查,仔细进行全身全面体检,了解家族史、传染病接触史、服药史等,分门别类寻找引起男性乳腺发育的原因。

(二)特殊检查

1.化验检查

血 T_3、T_4、TSH、雌二醇(E_2)、T、催乳素(PRL)、促性腺激素(GNH)、LH、促卵泡生成素(PSH)、促肾上腺皮质激素(ACTH)、血糖、血胰岛素浓度、乙肝五项指标、肝功能、肾功能、口腔黏膜性染色质及染色体、核型等,尿 17-酮类固醇、17-羟孕酮、精液常规,依病情进行必要项目检查,以明确病因。

2.X 线、CT、B 超检查

行 X 线胸片、头颅片、蝶鞍片、肾周围空气造影、头颅 CT、肾上腺部 CT、腹腔脏器及睾丸 B 超、甲状腺 B 超检查。

3.病理活检

对各种检查尚不能确诊原发病变原因者可取活检,进行病理学确诊。

七、鉴别诊断

(一)假性男性乳房发育症

肥胖的男性乳房常因脂肪堆积而增大,形似男子乳房发育症,故称之为"假性男性乳房发育症",其与真性乳房发育症的最大区别在于,乳房扪诊时,用手指压按乳头,可有一种摁入孔中的空虚感,该病患者常伴有髋部脂肪沉积,乳腺摄影可以确诊。

(二)男性乳腺癌

凡乳晕下有质硬无痛性肿块,并迅速增大;肿块与皮肤及周围组织粘连固定;乳头回缩或破溃,个别可有乳头血性溢液,可有腋下淋巴结肿大,通过乳腺摄影,肿块细针穿刺细胞学检查,必要时手术活检可以确诊。

(三)乳房脂肪瘤

一般位于乳房皮下,多为单发,形状不一,质地柔软,边界清楚,表面常呈分叶状,生长缓慢,与经期变化无关,一般 3～5 cm 大小,比较少见。

(四)乳腺血管瘤

少见,主要见于乳房皮肤或皮下,可单发亦可多发,质地柔软,口似海绵状,略有弹性,可被压平,可抽出血性液体,可确诊。

(五)乳房淋巴管瘤

乳房淋巴管瘤是淋巴管和结缔组织组成的先天性良性肿瘤,很少见。肿块大小不等,外观可呈分叶状,质地柔软有囊性、波动感,边界不清。

八、治疗

(一)明确诊断,针对病因

没有正确的诊断,就没有正确的治疗,本病病因复杂,首先应查找病因,尽量做出科学、正确的诊断,按病因治疗,事半功倍。青春期的原发性男性乳房发育患者,多有自愈倾向,一般在 6 个月内可恢复正常,而成人及老年人原发性患者多不易自愈,继发性男乳房发育,原则上明确诊断后针对病因进行治疗,待原发病治愈后,肥大的乳房大多能好转。

(二)药物治疗

(1)双氢睾酮庚烷盐,可不受芳香化酶作用(不被转化为雌激素),直接作用于靶器官。用法:200 mg,肌内注射,每2~4周1次,共用16周。

(2)他莫昔芬:为抗雌激素药。用法:10 mg,每天2次,疗程2~4个月。也可先服用溴隐亭每天2.5~5 mg,分2次服,使泌乳素正常后再用他莫昔芬。

(3)达那唑:为抗绒毛膜促性腺激素药。可使乳房缩小,大剂量每天400 mg,分2次服,或小剂量每天100 mg为优,治疗时间3~9个月。

(4)福美坦(兰特隆):为特异性的芳香化酶抑制剂,为芳香化酶底物类似物,它比芳香化酶的底物(雄烯二酮)与芳香化酶的结合力更强,因而抢夺了底物雄烯二酮与芳香化酶的结合点。福美坦与芳香化酶活性部位的高亲和力结合确保雄激素不能与芳香化酶接触,从而阻断雌激素的合成,使雌激素含量降低,而达到对抗雌激素的作用,用法:每两周250 mg,肌内注射,可试用,价格昂贵。

(三)手术治疗

1.适应证

适应证:①男性乳房直径大于4 cm长期不消退者;②乳房发育肥大明显影响美观和社交活动者;③应用药物正规治疗无效者;④患者心理恐惧或疑有恶性变者。

2.手术治疗

手术治疗:①保留乳头、乳晕皮下乳腺切除术,适合青年患者;②单纯乳腺切除术(不保留乳头、乳晕),多适于老年患者。

第四节　多余乳房

一、概述

多余乳房是指在胚胎期乳线上胸前区一对乳腺始基继续发育形成一对正常乳房外,乳线其他区段上乳腺始基不但不退化、消失,反而继续发育成乳腺组织或乳头、乳晕、乳腺组织俱全的乳房,称为多余乳房或多乳腺症、副乳腺。这种乳房畸形95％发生于胸部,多见于腋窝腋前线上,但身体其他部位为耳、面、颈、上臂、背部、肩胛区、大腿背侧、臀部、外阴等处亦偶见发生,这是由胚胎发育过程中正常乳腺以外的迷走乳腺组织所致,故亦称为迷走乳腺或异位乳腺。多数学者认为有一定的遗传性。

二、发生率

据Speert的研究,多乳房畸形发病总数可达新生儿的1％。也有高达5％的报道,男女之比约为1∶3,亦有学者报道为1∶5。总之男女皆可发生,女性多见。

三、病理改变

(一)大体所见

副乳腺多位于腋下,一般为直径1～6 cm,大小之包块,无包膜,与皮肤可有粘连,质地柔软。切面可见于脂肪组织中有灰白色或灰黄色,质地柔韧的乳腺组织,其中还可见散在的黄色脂肪。

(二)镜下特点

可见由大、中、小导管及腺泡构成的乳腺小叶,叶间常见明显增生的间质纤维组织,同时可见部分乳腺导管增生、扩张,构成类似囊性乳腺病样的结构。伴有大量淋巴细胞浸润者,呈慢性囊性乳腺炎症样改变。

四、临床表现

本病多在女性生育期(20～40岁)有临床症状时被发现,在月经期、妊娠期、哺乳期由于受内分泌调节,乳腺也要产生胀大、疼痛,发育完全的副乳腺可见泌乳现象。多为单侧性,可见双侧性,最常发生在正常乳房附近,多数发育不完善,少数乳头、乳晕、乳腺俱全,其乳腺组织亦可发生小叶增生,良性与恶性肿瘤在临床上表现为相应的症状体征。Rayewon与Biard收集66例副乳腺肿瘤,其中43例乳腺癌,23例良性肿瘤。谷振声收集资料显示,副乳腺中乳腺癌占54.2％,乳腺结构不良占25.6％,其他良性肿瘤占13.1％,炎症占7.4％,说明副乳腺的乳腺癌发病率明显高于正常乳腺,也明显高于副乳腺良性肿瘤,临床医师应高度警惕。

五、诊断与鉴别诊断

多余乳房通过了解病史及体检一般诊断不难,而"迷走乳腺"往往误诊,但对于其他部位包块,随月经周期、妊娠等情况而出现相应的包块胀大或疼痛、压痛时,应考虑异位乳腺之可能,必要时可手术活检确诊。由于副乳腺易患乳腺癌,特别是位于腋窝附近的副乳腺可通过软 X 线摄像加细针细胞学检查明确诊断。

副乳腺仅有乳腺组织而无乳头、乳晕时,容易被误诊为脂肪瘤,发生在腋窝处者需与腋下淋巴结肿大(如隐性乳腺癌)、乳腺尾部相鉴别,前者于经期、妊娠等生理变化时,不发生胀痛、压痛等症状;后者与正常乳腺组织相连接是其主要特点,同时相对应的外侧皮肤上没有乳头、乳晕。通过乳腺 X 线片一般可区别开来。

发生于腋区的副乳腺癌需与乳腺尾部癌及乳腺癌的腋淋巴结转移癌相鉴别,在副乳腺癌诊断确立以后,必须对正常部位乳腺进行检查,以排除同时发生的可能。

六、治疗

由于副乳腺在月经期、妊娠期、哺乳期可以出现肿胀、疼痛、触压痛等明显症状,给患者带来痛苦,同时亦可发生小叶增生,良、恶性肿瘤,特别是副乳腺的乳腺癌发生率高,危害女性健康和生命;有的腋窝下腋前线上发育完全的副乳腺影响美观,主张每月进行自我检查,发现副乳腺有肿块要及早明确诊断,对有痛苦症状者,有损美观影响社交者,有手术要求者可行单纯副乳腺切除术。如为副乳腺癌应排除正常乳腺有无乳腺癌发生,否则应一并手术切除。若副乳腺癌与正常乳腺接近宜切除同侧乳房。早期乳腺癌或副乳腺癌改良根治术即可达到预期目的,术后也应进行放、化疗综合治疗。

乳腺良性肿瘤

第一节 乳腺纤维腺瘤

乳腺纤维腺瘤是由纤维组织和上皮组织异常增生所致的良性肿瘤。这是青年女性中最常见的乳腺良性肿瘤,约占乳腺良性肿瘤的 3/4,多发生在卵巢处于功能活跃时期的 20～35 岁青年女性,绝经后女性少见。

一、病因及病理

(一)病因

乳腺纤维腺瘤的发生与机体雌激素水平过高及局部乳腺组织对内分泌激素(雌激素)反应过于敏感有关,故常伴有乳腺小叶的其他增生性变化。

(二)病理

1.大体观察

肿瘤多呈圆形或椭圆形,有完整包膜。直径 1～3 cm,也可大于 10 cm。表面光滑、结节状、中等硬度、质韧、与周围乳腺组织分界清楚。切面质地均匀,灰白或淡粉色,稍外突。当其上皮成分丰富时,切面呈淡粉红色,质地偏软。

2.镜下观察

根据肿瘤中纤维组织和腺管结构之间的关系,一般将乳腺纤维腺瘤病理类型分为以下五型。

(1)向管型(管内型):主要为腺管上皮下结缔组织增生形成的肿瘤,上皮下平滑肌组织也参与肿瘤的形成,但无弹性纤维成分。

(2)围管型(管周型):病变主要为腺管周围弹力纤维层外的管周结缔组织增生,弹力纤维参与肿瘤形成,但无平滑肌成分,亦不成黏液变性。

(3)混合型:同时存在向管型及围管型两种病变者。

(4)囊性增生型:腺管上皮和上皮下或弹力层外结缔组织增生而形成。

(5)分叶型:基本结构似向管型纤维腺瘤,上皮下纤维组织从多点突入高度扩张的管腔,但不完全充满,因此无论用肉眼观察及镜下检查均呈明显分叶状。

二、临床表现

患者常无意中发现乳房肿块,无疼痛、压痛及乳头异常分泌物。肿块好发于乳腺外上象限。常为单发,亦有多发者。肿块多成圆形、卵圆形或扁形,表面光滑,质地坚韧,边界清楚,与表皮或胸肌无粘连,活动度大,触之有滑动感。腋下淋巴结无肿大。肿瘤增长速度很慢,数年或数十余年无变化。如果静止多年后肿瘤突然迅速增大,出现疼痛及腋窝淋巴结肿大,要高度怀疑恶变。根据肿瘤临床表现又可分为以下几种。

(1)普通型纤维腺瘤:此型最多见,瘤体小,生长缓慢,一般在 3 cm 以下。可发生于乳腺各个部位,以外上象限为主。大多为单发,也可多发。

(2)巨纤维腺瘤:此型多见于青春期和 40 岁以上女性。特点是生长迅速,短时间可占据整个乳房。肿块直径一般超过 5 cm,最大可达 20 cm,边界清,表面光滑,活动度良好,与表皮无粘连。乳房皮肤紧张,发红。

(3)青春型纤维腺瘤:临床上较少见。发病于月经初潮前,在初潮后数月及 1~2 年瘤体迅速增大,病程约 1 年瘤体即可占满全乳房,肿块最大径为 1~13 cm。由于瘤体快速膨胀生长,使乳房皮肤高度紧张,致使乳房表浅静脉曲张,此体征易被误诊为恶性肿瘤。

三、诊断

有典型的临床表现并结合辅助检查即可作出诊断。辅助检查主要有以下几方面。

(1)乳腺彩超:瘤体多为圆形或卵圆形暗区,边界清晰,形态规则,包膜回声完整,呈均匀的中低回升。彩色多普勒表现为以周边性为主的血流信号,体积较大者,血流信号较丰富。频谱多普勒表现为 RI≤0.7 作为纤维腺瘤的诊断标准。

(2)乳腺钼靶 X 线摄影:X 线摄影肿块表现为等密度,边缘光滑,边界清楚的肿块,有时伴有良性钙化灶,但比较少见。

(3)针吸细胞学检测:针感介于韧与脆之间,针吸细胞量较多。涂片常见导管上皮细胞片段、裸核细胞和间质细胞片段 3 种成分,诊断符合率达 90% 以上。

四、鉴别诊断

(一)乳腺囊性增生症

好发于 30～50 岁。表现为单侧或双侧乳腺腺体增厚,肿块以双侧多发者较为常见,可呈结节状、片块状或颗粒状。肿块常有明显压痛,双侧或单侧乳房疼痛,且与月经有明显关系。经前整个乳房常有胀感,经后可缓解。必要时可行有关辅助检查予以鉴别,如钼靶 X 线摄片等。病理检查可确诊。

(二)乳腺癌

乳癌肿块可呈圆形、卵圆形或不规则形,质地较硬,表面欠光滑,活动度差,易与皮肤及周围组织发生粘连,肿块生长迅速,同侧腋窝淋巴结常有肿大。乳癌肿块介于 0.5～1.0 cm 时,临床酷似纤维腺瘤。如发现肿瘤与表皮或深部组织有部分粘连者,应首先考虑乳腺癌。必要时行针吸细胞学检查及病理检查可提供组织学证据进行鉴别。

(三)乳腺囊肿

此方法多见于绝经前后的中老年女性。乳腺囊肿的肿块较纤维腺瘤有囊性感,活动度不似纤维腺瘤那样大。此外,可行肿块穿刺予以鉴别,腺瘤为实性肿块,无液体,而囊肿则可抽出乳汁样或浆液性的液体。

五、治疗

(一)药物治疗

药物治疗纤维腺瘤效果不好。因此临床主张:"一旦确诊,均应手术"的治疗原则。未婚女性一旦发现此病,应在婚前,至少妊娠前切除肿瘤。孕后发现肿瘤,可在妊娠 3～4 月时切除肿瘤。乳腺纤维腺瘤虽属良性肿瘤,但少数也有恶变可能,因此术后均应将切除的组织标本送病理检查,以明确肿块性质。

(二)开放手术

多采用以乳头为中心的放射状切口,不致损伤乳管;切口应尽量小而美观,使愈合后的瘢痕能缩小到最小程度。当肿瘤位于乳晕旁时,可在乳晕边缘作一弧形切口。当肿瘤位置较深、较大或多发时,可在乳腺下方作弧形切口,经乳腺后间隙切除肿瘤。由于该病有时包膜不完整,应作包括肿瘤及其周围至少 0.5 cm 正常组织在内的局部切除术。

(三)超声引导下 Mammotome 微创旋切术

此方法适用于小于 2.5 cm 的乳腺良性肿物以及病理性质不明、需要进行切除活检的乳房肿物。对可疑乳腺癌患者可进行活检,但应避免行肿块旋切手术。有出血倾向、血管瘤及糖尿病患者为手术的禁忌证。对于肿块较大且血流丰富以及肿块位于乳晕且直径＞2.5 cm 者,仍然选择外科手术传统切除。与传统手术相比,超声引导下的 Mammotome 微创旋切技术的优点有:①精确定位,准确切除病灶:传统手术方式为凭手感盲切,Mammotome 微创旋切术在高频 B 超精确定位下完整切除病灶,其过程为实时监控,因此其精确度较高。②切口微小,美容效果好:传统开放手术,切口较多、术后瘢痕明显。Mammotome 微创旋切术手术切口只有 3～5 mm,无须缝合、不留瘢痕。而且同一侧乳房多个病灶,可以通过一个切口切除,避免了切开皮肤、皮下组织和正常腺体。组织损伤小,恢复快。

六、预后

纤维腺瘤经手术切除,多可治愈。但由于致病的内分泌因素(雌激素)持续存在,少数患者在术后可在同侧或对侧乳房中复发。极个别患者可在原肿瘤切除的瘢痕处发生复发。如有多次复发者,应提高警惕,以免发生恶变。

第二节　乳腺导管内乳头状瘤

乳腺导管内乳头状瘤是发生于乳腺导管上皮的良性肿瘤,大多发生在乳晕下方的输乳管内,肉眼可见导管内壁有米粒大小的乳头状结节突入管腔。其瘤体较小,直径仅数毫米,带蒂及绒毛,瘤体血管丰富,易出血。根据其病灶的多少及发生部位可将其分为单发性、大导管内乳头状瘤和多发性、中小导管内乳头状瘤两种类型。前者源于输乳管的壶腹部内,多为单发,位于乳晕下区,恶变者较少见;后者源于乳腺的末梢导管,常为多发,位于乳腺的周边区,此类较易发生恶变。此病发生于青春期后任何年龄的女性,以经产妇多见,尤其多发于 40～50 岁妇女。本病有一定的恶变率。一般认为本病与雌激素的过度刺激有关。

一、病理改变

(一)大体形态

大导管内乳头状瘤类型的瘤体位于乳头或乳晕下的大导管内,肿瘤直径一般为 0.5～1.0 cm，边界清楚，无纤维性包膜，多数为单发，少数可同时在几个大乳腺导管内发生，瘤体自导管腔内突出，由许多细小的树枝状或乳头状突起粘连在一起而形成"杨梅样"结节。结节常有粗细、长短不同的蒂，亦可无蒂。一般粗短的乳头状瘤纤维成分较多，切面呈灰白色，质韧。细长且顶端呈颗粒状鲜红的乳头状瘤，质脆，容易出血，易恶变。瘤体所在的部位导管扩张，内有浅黄色或咖啡的液体残留，有时可伴有黏液或血性液体。中小导管内乳头状瘤类型位于中小乳腺导管内，瘤体呈白色半透明小颗粒状，无蒂，附着于管壁上，质韧，上皮生长旺盛，属癌前病变，癌变率达 5%～10%。

(二)组织形态

由导管上皮细胞及间质增生形成的乳头状肿物突入由扩张导管围成的腔内，在以纤维组织和血管构成乳头的轴心外覆盖 1～2 层柱状上皮细胞。根据乳头状瘤细胞分化的程度及间质细胞的多少，可将其分为以下 3 种类型。

(1)纤维型管内乳头状瘤：其特点为乳头粗短，间质内纤维组织层丰富，乳头的表面被覆的多为立方上皮或柱状上皮，也可为上皮与肌上皮双层细胞。细胞排列整齐，分化良好，无异形性。由于瘤体内纤维组织成分较多，故称纤维型管内乳头状瘤，是临床上较为常见的一种。

(2)腺型管内乳头状瘤：导管增生的上皮细胞构成细小的乳头，反复分支，相互吻合形成不规则的腺样结构，间质内纤维组织较少，常呈细条索状夹杂在上皮细胞之间。

(3)移行型管内乳头瘤：其特点为导管上皮高度增生，形成乳头，突入管腔。增生的上皮为立方或低柱状上皮细胞，细胞排列均匀一致，无异形性，排列类似移行上皮。

二、临床表现

乳腺导管内乳头状瘤以间歇性、自主性乳头溢液为主要临床表现，溢液可为黄色、暗棕色或血性液体。也可在挤压乳晕区或乳头时，从乳头溢出液体。部分患者在乳晕下方可触及小结节，质地较软，可推动。绝大多数为单侧乳房发病。

1.单发性大导管内乳头状瘤

该类型肿瘤组织比较脆弱，血管丰富，导管内积血积液，轻微的挤压即可引起出血或分泌铁锈色液体，这是本病呈血性溢液的最常见的原因。在乳晕下或乳晕边缘部位能触及到长约 1 cm 的索状肿块，或扪及枣核大小结节，本病常为间歇性自发溢液，或挤压、碰撞后溢液。多数患者以发现内衣上留下棕黄色的污迹而就诊。当肿瘤阻塞大导管时,可有乳头、乳晕区胀痛,并发现乳晕下或乳晕附近小肿块,一旦积血、积液排出后,肿块即变小或消失,疼痛缓解,该症状可反复出现,此类型恶变较少见。

2.多发性、中小导管内乳头状瘤

此类型源于末梢乳腺导管,是由于中小导管内的腺上皮增生而形成。乳头溢液较少见。此时患者多无特殊不适感。体检时,约 2/3 患者不能触及肿块,仅在压迫乳晕区附近某处时,可见血液或浆液血性液从乳头相应乳管溢出。1/3 患者可扪及乳晕区小肿块,1～2 cm 大小、圆形、质韧、光滑,活动度好,压迫该肿块时上述液体可溢出,随即肿块变小或消失。腋窝淋巴结通常不肿大。部分有溢液症状,溢液呈血样、黄色水样、咖啡样。本病恶变率可达 5%～10%,为癌前病变,诊断时应予以高度重视。

三、诊断

在乳晕下方或周边扪及一小肿块或结节,轻压时有血性或浆液性液体溢出,即可作出诊断。若未能扪及肿块,以示指尖围绕乳头按压乳晕区,若见到乳头乳腺导管口有溢液,也可作出诊断。部分病例虽可触及结节,但按压时乳头无溢液。乳腺 X 线钼靶摄影检查、乳腺导管造影可显示肿瘤所在部位及大小。乳腺导管内镜检查可以对乳管内乳头状病变作出明确诊断和定位,是乳头溢液病因诊断的有效方法。乳头溢液细胞学检查亦可明确诊断。凡发现乳头有血性溢液者,应先明确出血导管的部位和性质,再根据具体情况确定手术方案。术前准确定位是手术成功的关键。

四、鉴别诊断

(一)乳腺导管内乳头状癌

本病与乳腺导管内乳头状癌均可见到自发性、无痛性乳头血性溢液,均可扪及乳晕部肿块,且按压该肿块时可自乳管开口处溢出血性液体。由于两者的临床表现及形态学特征都非常相似,故两者的鉴别诊断十分困难。一般认为,乳腺导管内乳头状瘤的溢液可为血性,亦可为浆液血性或浆液性。而乳头状癌的溢液则以血性者为多见,且多为单侧单孔。乳头状瘤的肿块多位于乳晕区,质地较软,肿块一般不大于1 cm,同侧腋窝淋巴结无肿大。而乳头状癌的肿块多位于乳晕区以外,质地硬,表面不光滑,活动度差,易与皮肤粘连,肿块一般大于 1 cm,同侧腋窝可见肿大的淋巴结。乳腺导管造影显示导管突然中断,断端呈光滑杯口状,近侧导管显示明显扩张,有时为圆形或卵圆形充盈缺损,导管柔软、光整者,多为导管内乳头状瘤;若发现断端不整齐,近侧导管轻度扩张、扭曲、排列紊乱、充盈缺损或完全性阻塞、导管失去自然柔软度而变得僵硬等情况时,则多为导管内癌。溢液涂片细胞学检查乳头状癌可找到癌细胞。最终确立诊断则以病理诊断为准,而且应做石蜡切片,避免因冰冻切片的局限性造成假阴性或假阳性结果。

(二)乳腺导管扩张综合征

两者在溢液期均可以乳头溢液为主要症状,但导管扩张综合征常伴有先天性乳头凹陷,溢液多为双侧多孔,性状可呈水样、乳汁样、浆液样、脓血性或血性。乳头状瘤与导管扩张综合征在肿块期均可见到乳晕下肿块,但后者的肿块常较前者为大,且肿块形状不规则,质地硬韧,可与皮肤粘连,常发生红肿疼痛,后期可发生溃破和流脓。导管扩张综合征还可见患侧腋窝淋巴结肿大、压痛。乳腺导管造影显示导管突然中断,有规则的充盈缺损者,多为乳头状瘤。若较大导管呈明显扩张,导管粗细不均匀,失去正常规则的树枝状外形者,则多为导管扩张综合征。必要时可行肿块针吸细胞学检查或活组织病理检查。

五、治疗

(一)手术治疗

手术治疗是本病的首选治疗方法。通常认为乳管内乳头状瘤属良性,但6%～8%的病例可发生恶变,尤其对起源于小乳管的乳头状瘤应警惕其恶变的可能。故应在早期手术治疗。对单发的乳管内乳头状瘤应切除病变的乳管系统。术前需正确定位,可先循乳头溢血口插入细探针,然后沿探针切开乳管,寻找肿瘤,予以切除;或可经探针注入少许亚甲蓝注射液,然后依染色所示的乳管分布范围和方向作腺体的楔形切除,切除部位包括病变乳管及其周围组织。年龄较大的患者,可考虑行患乳单纯切除。切除标本应送常规病理检查,若有恶变应施行乳腺癌根治术。对年龄较大、乳管上皮增生活跃或渐变者,可行单纯乳房切除术。

(二)中药治疗

因本病多以乳头溢血、溢液为主要症状,故中医称之为"乳衄"。中医认为患者因脾虚失摄,肝气郁结,瘀血阻络则引致乳头局部肿硬,郁热日久,热伤血络则乳头溢血。故治疗多采用疏肝解郁、清泄肝火及益气健脾、养血摄血等法。

六、预后

虽然导管内乳头状瘤是一种良性疾病,是否会发生恶变尚有争议,但临床确有发现,管内乳头状瘤无论发生于大、中、小导管内,都有一定的恶变概率。一般认为多发性导管乳头状瘤病理生物学特性倾向恶变,故称癌前病变。乳头状瘤癌变一般恶性度较低,生长缓慢,但因处理不当而致复发或转移,造成不良后果并不少见。因此,及早就诊、慎重采取治疗措施甚为重要。有少数患者,由于致病内环境存在,手术后仍可在其他导管内新生导管内乳头状瘤,应视为多发性而非原肿瘤复发。

第三节　乳腺脂肪瘤

乳腺脂肪瘤同身体其他部位脂肪瘤一样,其肿块较软,边界清楚,生长缓慢无特殊不适,极少恶变。

一、临床表现

本病可发生于任何年龄,多见于 40～60 岁妇女,好发于脂肪丰富的肥大乳房内。本病发病率低,多为圆形、椭圆形,质地柔软,有分叶,直径多在 5 cm 以下,也有达 10 cm 者。根据肿瘤在乳房内位置不同分为乳房皮下脂肪瘤、乳房内脂肪瘤和乳腺外脂肪瘤。

二、病理改变

(一)大体所见

肿物质地软,有完整包膜,呈结节状或分叶状,形态不规则,多为圆形或椭圆形,瘤组织与正常乳腺内脂肪极为相似。其颜色较正常脂肪黄。脂肪瘤组织有包膜与乳房皮下脂肪组织及乳房脂肪小叶不同。

(二)镜下缩见

瘤体由分化良好的成熟脂肪组织所构成。有时混有少许幼稚的脂肪细胞,细胞核小且位于细胞中央,细胞质内充有丰富的脂滴,瘤细胞间有少许纤维组织及小血管。根据肿瘤组织的所含成分,乳房脂肪瘤可分为乳腺单纯性脂肪瘤、乳腺内血管型脂肪瘤、乳腺纤维型脂肪瘤和乳腺腺脂肪瘤。

三、辅助检查

可行 X 线检查鉴别肿瘤的性质。恶性者,在肿块周围有毛刷状阴影出现,良性则无此现象。脂肪瘤的X射线表现为边界清楚、密度较低的肿块阴影,呈圆形或卵圆形,也有呈分叶状的。有时病变位居皮下,其密度与脂肪组织相似,因此往往不能在X线片上显示。位居乳房内的脂肪瘤,可显示乳腺内占他性病变。边缘呈现薄层纤维脂肪包膜的透亮带,将邻近的乳腺条索状结缔组织推开,以此作为诊断参考。

四、治疗

乳房的脂肪瘤与其他部位的脂肪瘤一样,为良性肿瘤,很少发生恶变,且生长缓慢,对机体的危害不大。若瘤体不大,无须处理。对于乳腺间脂肪瘤,因手术探查遇到本病可随即摘除。位于乳房后的脂肪瘤,若诊断清楚,瘤体又不大,不影响其乳房功能者,不必手术。而瘤体较大,明显压迫周围组织,甚至影响乳腺功能者以及继发癌变者,以手术切除为原则。

第四节　乳房血管瘤

乳房血管瘤发生在乳腺的很少,主要见于乳房皮肤或皮下,病变处皮肤呈青紫色,或皮肤正常少有隆起,以及皮肤的毛细血管样红色小结节。可单发也可多发,肿物大小、深浅不定,没有包膜,质地柔软有弹性可以压平。无明显症状。血管瘤大多数为先天性,生长缓慢,很少有恶变。病因与雌激素增高有关。发生在乳腺上的血管瘤,依其组织结构、形态特点可分为乳房毛细血管型血管瘤和乳房海绵状血管瘤。根据临床症状和体征诊断本病不难。

一、乳房毛细血管型血管瘤

(一)临床表现

毛细血管型血管瘤又称莓状痣,是一种良性自限性病变,可发展为海绵状血管瘤。呈鲜红色,高出皮表,也可为紫红色或青紫色,界限清楚,表面为细颗粒状或皱襞状,压迫退色,生长缓慢。有报道其发病率为乳房疾病的1.2%左右。

(二)病理改变

1.大体所见

血管瘤多发生在乳腺的真皮内,大小不定,表皮隆起,质地柔软无包膜,呈暗紫红色,切面暗红有血液渗出。

2.镜下所见

镜下见大量排列方向不一的细胞,在血管之间有少量的疏松纤维组织增生。

(三)治疗

毛细血管型血管瘤是一种自限性病变,一般不需治疗,但要密切观察。若病变小则以手术切除为最好,但幼儿时不宜手术。也可用 X 线或低电压 X 线超短距离照射,一般一次 2.58×10^{-2} C/kg,每周 2 次,$0.2 \sim 0.26$ C/kg 为 1 个疗程。放射性^{32}P 贴敷,一个疗程成人可 0.9 C/kg,必要时间隔 3 个月后再贴敷 1 次,均可收到明显效果。

二、乳房海绵状血管瘤

本病除在体表及四肢多见外,肝脏也可见到,乳房内则少见,常与乳房毛细血管瘤混合存在。

(一)临床表现

乳房海绵状血管瘤位于皮下,瘤组织软,多为稍隆起的圆形,边界不太清楚,状如海绵有压缩性。病变处表皮正常,对于表浅的海绵状血管瘤,可以透过皮肤看到蓝色团块状瘤,亦可呈青紫色,常与毛细血管瘤并存,构成混合性血管瘤。穿刺有血抽出,最大者可达 6 cm×8 cm,X 线检查偶尔见成人血管瘤内血管腔钙化。

(二)病理改变

1.大体所见

海绵状血管瘤可见于乳腺皮下或深层组织。瘤组织大小不一,质地柔软。切面紫红色可见有大小不等的血管腔,管壁厚薄不均,内含较多的血液。

2.镜下特点

瘤组织由大小不等、形态不规则的血管构成。管腔内有较多的血液,管壁仅有一层内皮细胞,无平滑肌,血管间可见有不等量的纤维间隔。

三、治疗

(一)治疗原则

(1)因乳房血管瘤为良性肿瘤,可呈浸润性生长,但有的可停止生长或缩小,一些幼儿的血管瘤经过一段时间可以自行消退。故对婴幼儿,此病可以观察,不宜过早处理。

(2)血管瘤对放疗也很敏感,有些可以完全治愈,但对婴幼儿身体及乳腺都有损害,甚至乳腺终生不发育,故应慎重应用或不过早使用。

(3)海绵状血管瘤手术切除时,须小心谨慎逐一结扎外围血管以防出血过多。

(4)海绵状血管瘤须化学治疗者,也宜在少年时为宜,但必须根据肿瘤生长状况而定。

(5)对生长迅速的血管瘤以尽早处理为宜,以手术切除为主。

(二)具体方法

(1)X 线放射治疗:海绵状血管瘤对 X 射线颇为敏感,一般常用浅层 X 射线治疗机,每周照射 1～2 次,每次(1.29～2.58)×10^{-2} C/kg,总量可达 0.2～0.26 C/kg,有条件者可用镭盒接触治疗。

(2)硬化剂治疗:硬化剂注射,可用 5%～10%高渗盐水或 5%色肝油酸钠等,注入肿瘤下方及周围。切勿注入瘤内或上方,否则可引起破溃。剂量一般不超过 0.5～1.0 mL,每周 1 次,数次后可见效果。

(3)手术切除:手术治疗时要注意止血,术后效果良好,但能在硬化后尽量少切乳房或部分切除乳房,也不作乳房全切以作整形基础。

第五节　乳腺平滑肌瘤

乳腺平滑肌瘤来源于乳腺的平滑肌组织,可见于乳头、乳晕区内的平滑肌及腺内血管平滑肌组织。乳腺平滑肌瘤生长缓慢,可对瘤周围组织产生压迫,阻碍乳腺的正常功能。如果生长迅速者,应考虑平滑肌瘤恶变或是平滑肌肉瘤。发生于乳腺上的平滑肌瘤可分为乳头平滑肌瘤和乳腺内平滑肌瘤。

一、乳头平滑肌瘤

源自乳头的平滑肌细胞(乳头及乳晕处无皮下组织,而主要是平滑肌构成)。一般肿物不超过 1 cm。多见于 20～40 岁的女性,多数单发,偶尔见多发者。

(一)临床表现

肿物位于乳头内,直径一般不大于 1 cm。触之较硬,富于弹性,活动性差,时而疼痛,生长缓慢,可有局部压迫症状,若在哺乳期可影响哺乳,肿瘤压迫乳管使乳汁流出不畅。可继发乳腺炎,使乳腺出现红肿、疼痛等炎性表现。

(二)病理改变

1.大体所见

乳头内有平滑肌瘤生长,使其肿胀增粗,触之呈结节状,质地坚实,体积不大,直径一般均小于 1.0 cm,切面隆起,呈灰红色。如果瘤内含纤维成分增多则呈乳白色,包膜可有可无。

2.镜下所见

平滑肌瘤由分化比较成熟的平滑肌细胞所构成。瘤细胞呈长梭形、胞浆丰富,红染,边界清楚。细胞核呈杆状,两端钝圆,位于细胞中央,少见或不见核分裂。瘤细胞排列成束状或编织状,有时可见瘤细胞呈栅栏状排列,间质为少量的纤维组织。

二、乳腺内平滑肌瘤

乳腺内平滑肌瘤又可分为 3 型:即浅表型、血管型和腺样型。浅表型平滑肌瘤来自乳腺区真皮内的平滑肌;血管型平滑肌瘤来源于乳腺本身血管壁上的平滑肌;腺样型平滑肌瘤来自深层血管的平滑肌,也可能来源于管周平滑肌。

(一)临床表现

乳腺内平滑肌瘤罕见,有些特点与乳头平滑肌瘤相似,不同的是它可以发生在乳头以外的乳腺任何部位,呈圆形或椭圆形,有时扁平,直径为 0.5～2.5 cm,生长缓慢,无疼痛。由于生长部位及来源和结构不同,可分为三型。

(1)浅表型平滑肌瘤:本瘤发生于乳晕区真皮内,与皮下组织无关,皮肤包膜隆起呈结节状,大量分化良好的平滑肌细胞呈编织状排列。

(2)血管型平滑肌瘤:起源于乳腺血管平滑肌细胞,肿瘤边界清楚,有完整包膜,间质略软,大小不超过 2.5 cm。

(3)腺样型平滑肌瘤:此型肿瘤由平滑肌细胞和上皮细胞构成,肿瘤大小不定,一般直径在 3 cm 以下。

(二)诊断

乳腺内平滑肌瘤少见,早期患者无症状,瘤组织生长缓慢,多见于乳头、乳晕区。1 个或数个 1～3 cm 大小的圆形或椭圆形肿块,质地硬韧,有弹性,周界清楚。由于肿瘤呈膨胀性生长,压迫乳腺导管,使乳汁潴留可继发乳腺炎。少数患者主诉乳腺有阵痛。

1.浅表型平滑肌瘤

(1)肿瘤生长在乳头内,使乳头变粗变硬。

(2)瘤细胞呈梭形,胞浆丰富而红染,核呈杆棒状,平直而两端钝圆,位于细胞中央。

2.血管型平滑肌瘤

(1)瘤组织由平滑肌和厚壁的血管构成。

(2)血管大小不等。

3.腺样型平滑肌瘤

(1)肿瘤较大,直径可达 3 cm,在乳腺皮下较深处。

(2)肿瘤由平滑肌和腺胞或腺上皮细胞所构成。

(三)X 射线摄片

可见有边界清楚、整齐、锐利、瘤体直径 1～3 cm 的高密度阴影区。

(四)鉴别诊断

1.平滑肌瘤与平滑肌肉瘤相鉴别

鉴别点:①平滑肌肉瘤一般体积较大,无完整包膜,侵犯周围组织,切面呈鱼肉状。②平滑肌肉瘤的瘤细胞间变明显,每高倍视野可见 1 个以上核分裂。平滑肌瘤几乎不见核分裂现象。③平滑肌肉瘤可发生转移,术后易复发。

2.平滑肌瘤与皮肤纤维瘤相鉴别

鉴别点:①皮肤纤维瘤细胞界限不清,常见胶原成纤维细胞。②皮肤纤维瘤细胞核两端尖锐呈枣核状。③Masson 染色,胶原纤维染成绿色,平滑肌细胞呈红色。④vangison 染色,纤维组织呈红色,而平滑肌细胞呈黄色。

(五)治疗

乳腺平滑肌瘤是良性肿瘤,手术切除预后良好。如果瘤体较大,生长迅速,疼痛加剧,说明有恶变的可能,则应及早做乳腺单纯切除或区段切除。平滑肌瘤恶变最重要的指征是瘤细胞的核分裂数量,对决定其良、恶性有极为重要的意义。一般认为高倍视野(×400)能找到一个肯定的病理性核分裂,即可作出低度恶性的诊断;若查到 5～25 个核分裂,可以认为是中度恶性平滑肌瘤;若查到 25 个以上核分裂,可定为高度恶性肿瘤。

第六节　乳腺错构瘤

乳腺错构瘤是一种由乳腺组织、脂肪组织、纤维组织混合在一起的乳房良性肿瘤。以乳房肿块为临床特点，多见于 35～45 岁的妇女，很少恶变。手术切除可达治疗目的。

一、病因及病理

(一)病因

有学者认为本病的发生与妊娠期和哺乳期激素变化有一定关系，且认为是发生本病的主要因素。从发病机制上看，是由于乳腺内的正常组织错乱组合，即由残留的乳腺管胚芽及纤维脂肪组织异常发育而构成瘤样畸形生长。

(二)病理

病理可分 3 个类型：①以乳腺的小叶为主者：腺性错构瘤；②以脂肪组织成分为主者：脂肪性结构瘤；③以纤维组织为主者：纤维性错构瘤。

1.大体所见

乳腺错构瘤具有包膜，切面见脂肪和纤维成分混合存在的病灶脂肪组织特别丰富，肉眼观察类似脂肪瘤。

2.镜下所见

显微镜下根据见到发育良好的乳腺小叶或有异常增生的乳腺组织病灶，导管和小叶结构常有不同程度的改变，但仍清晰可见。另外，同时又有成熟的脂肪组织和纤维组织，3 种成分不同比例混合存在，即是确诊本病的组织学依据。若缺乏对该病的认识，未重视观察包膜或因取材不当，在切片上仅看到类似增生的乳腺小叶，可伴导管扩张，易误诊为小叶增生性腺病；仅看到脂肪组织时，易误诊为脂肪瘤；看到小叶增生紊乱伴固有纤维组织增生未注意其他成分时，易误诊为纤维腺瘤。乳腺错构瘤以脂肪组织为主时，要注意从切面呈星芒状灰白色区取材，找到少量腺体方可确诊。以腺纤维组织为主时，虽然乳腺小叶增生紊乱，与纤维瘤相似，但仔细观察其仍具有小叶结构并有少量脂肪成分时，即可确诊。该瘤中导管上皮可有增生，或伴导管扩张，长期带瘤者，腺导管上皮增生能否癌变有待进一步观察。

二、临床表现

(一)发病年龄

本病多发生在中青年妇女,目前未见有男性发病的报道。多发生在25～35岁之间,也有文献报道在32～42岁之间多发病,另有文献报道在绝经后妇女常见。

(二)临床特点

本病最突出表现为乳房无任何不适的、圆形或椭圆形、质地柔软、边界清楚、活动度大的肿物,常在无意中发现,直径多在2～8 cm之间。

三、辅助检查

在X线片上可见肿物处乳腺组织密度增高,瘤体的结构和形态清晰,呈圆形或椭圆形,边缘光滑。界限清晰,肿物密度不均,外有紧密的包裹,乳腺组织失去指向乳头的三角形结构,瘤体将正常的乳腺组织推向一边。X线片呈现密度不均的低密度区是本病的特点。

四、临床诊断

(一)无明显症状

无明显症状的乳房肿块,圆形或椭圆形,软硬不均,活动度大,无粘连,同时也可触及表面凸凹不平、软硬不均的肿块,乳头无溢液,腋下无肿大的淋巴结。

(二)X线特点

瘤体结构和形状清晰,呈圆形或椭圆形,边缘光滑,界限清楚,肿物密度不均是其特点。

五、治疗

本病是良性肿瘤,药物治疗及放疗无效。手术切除肿物是该病治疗的首选方法。切除肿物应严格止血,术后可不放引流条,均可一期缝合。所要提及的是,应根据肿瘤位置及患者年龄选择不同的既能方便切除肿块又能使乳房外形不破坏的切口。切口可为放射状或弧形状。

六、预后

乳腺错构瘤为良性肿瘤,手术后无复发也不影响乳房的功能。

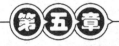

乳腺疾病的手术治疗

第一节　乳头内陷手术

乳头内陷是指乳头不突出于体表，而呈内陷状。发病率尚无确切的报告，大部分是由先天性原因造成，也有继发于外伤、炎症、乳房成形术者，当然也可作为乳腺癌的症状之一。

因乳头内陷而造成哺乳困难，经过妊娠、分娩之后希望治疗者较多，但作为单纯整容问题而求治的病例也在增加。

一、临床分型

临床上将乳头内陷按程度不同分为 3 种类型：①Ⅰ型，乳头颈部存在，用手可以将内陷的乳头挤出。②Ⅱ型，乳头全部陷于乳晕中，可以用手挤出，乳头没有颈部。③Ⅲ型为重度内陷，乳头完全埋于乳晕下方，用手无法将乳头挤出。

二、治疗

(一)非手术治疗

对内陷轻者，用手法经常牵拉乳头，或持续负压吸吮可望得到改善，有人报道采用注射器管或产妇经常使用的吸乳器来吸吮也是有效的。吸出乳头后保持 15～20 分钟，每天数次，坚持进行。持续 3 个月以上无效者，则需手术治疗。

(二)手术治疗

对未婚或希望将来能哺乳的患者，考虑到术后的乳腺功能，希望选择保留乳腺管术式。事实上保留乳腺管的术式很难取得预想的成功，特别是乳腺管缩短严重的病例。对术前采用手法牵拉没什么效果的病例，必须说明有切断乳腺管的可能性。

(三)术前准备

术前用棉棒蘸过氧化氢溶液和生理盐水仔细清洗内陷部位,减少手术中的感染。

(四)麻醉方式

局部浸润麻醉。

(五)手术步骤

首先,在内陷部缝合2针,牵引内陷的乳头。然后,沿乳头内陷的方向横向切开乳头,分离乳腺管,彻底切断、松解导管间挛缩的纤维束,根据组织缺损的程度,采用以下措施。

1.以皮肤整形为中心的术式

如Sellheim法、Skoog法和难波雄哉法,都是通过包围乳头的几个皮瓣,紧缩乳头基底部使乳头突出的术式(图5-1)。该术式的缺点是因乳腺管周围剥离容易造成皮瓣血运不良,乳晕有较多手术瘢痕且容易继发感染。

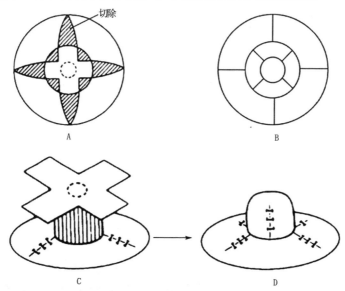

图5-1　以皮肤整形为中心的术式

A、B为术前设计;C、D按设计提起乳头缝合

2.乳头下充填组织的术式

曾有报道采用去表皮的皮瓣穿过乳腺管之间的隧道插入乳头颈部矫治乳头内陷(图5-2)。

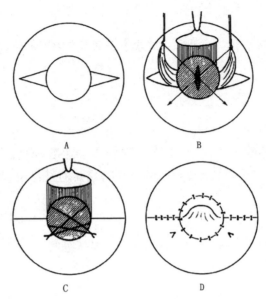

图 5-2　乳晕上制作的去表皮三角形皮瓣交叉穿过乳腺管束的中央

A.术前设计;B.将两侧游皮瓣提起,箭头方向在下交叉;C.交叉后缝合;D.术毕效果

3.剥离乳腺管周围索状物为中心的术式

剥离乳腺管周围索状物为中心的术式是一种减少乳晕瘢痕的术式,主要是将围绕乳腺管的纤维条索状物尽量剥离。为操作方便可使用放大镜或手术放大镜。

(六)术后乳头悬吊固定法

(1)其方法是在乳头前端部分采用螺旋形钢丝,注射针和圈形枕垫,注射器的橡胶球等。若无特殊器材,可将胶布芯摞起来置于海绵垫上,再将牙签或棉签棒横架其上,把乳头牵引线吊在上面,伤口观察和消毒也很方便。悬吊要持续3~4周,解除固定后使用吸乳器对保持矫正效果也很有用(图5-3)。

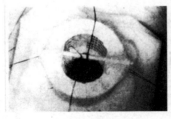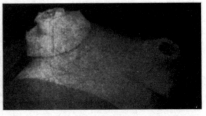

图 5-3　术后乳头悬吊固定法(用胶布芯及海绵垫、牙签进行术后固定)

(2)切断乳腺管术式适用已生育不考虑哺乳的女性,或局部炎症反复发作,

瘢痕牵拉造成严重内陷的患者,手术主要是充填乳头游离后的无效腔。Broadbent 将乳腺组织形成组织瓣来填充,Haeseker 和 Teimourian则采用去表皮的皮瓣法(图 5-4)。

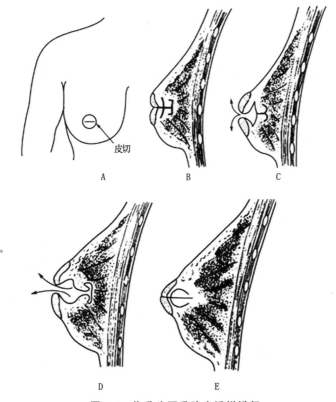

图 5-4　将乳头下乳腺皮瓣样掀起

A.术前设计;B、C、D.切开乳头,去除乳头下瘢痕等;E.将周围腺体组织填充残腔缝合

第二节　隆　乳　术

隆乳术最早始于美国,曾经历过注射液体石蜡、蓖麻油以及近代人工海绵植入、液体硅凝胶注射和自体脂肪移植等方法。因以上方法引起诸多并发症,已停止使用。1963 年 DoConin 公司研制成功充填硅凝胶的硅胶囊人工乳房假体,取得良好的美容效果,成为最流行的美容手术之一。

一、适应证

(1)乳房发育不良。

(2)有现实目的和内在动机、对隆乳术有充分了解的患者,她们知道乳房假体不会伴随终生,往往需要再次手术。

二、禁忌证

(1)Ⅱ或Ⅲ度乳房下垂 这些患者往往因为乳房下垂而明显不悦,隆乳术后随时间的延长、皮肤松弛,下垂会更明显。可考虑行隆乳加乳房悬吊固定术。

(2)其动机是为了取悦配偶、男朋友或父母。

(3)想置入大于 800 mL 假体的患者。

(4)术前经两次咨询均不能理解和接受假体并发症的患者。

(5)有急性感染的任何患者。

三、如何选择假体的大小

要记住所选择的假体的大小应该是患者所要求的,不要按医师的愿望选择。外科医师应对患者现在乳房的大小进行评价,看患者所选择的假体大小是否现实,是否与她的要求相一致。与患者讨论患者所关心的问题。患者能够与医师就其愿望谈论的越多,医师使患者满意的机会就越大。

选择假体的责任应留给患者。如果患者不能作出决定或犹豫不决,可考虑应用术后可以调整大小的假体。需要注意的是:患者往往在手术的头一天要求用更大一些的假体,这时办公室所寄存的假体材料可能就会派上用场。

四、假体的质地形状及置入层次

假体形状可分为圆形和突起形,大多数重建患者希望应用突起形假体。假体质地可分为平滑形和毛面形。毛面假体纤维囊挛缩的发生率较低。假体可放置在肌肉下或腺体下(图 5-5)。

五、切口

(一)乳房下皱襞切口

直视下操作,较容易进入肌肉下方,但所留瘢痕因人而异,有时一点儿看不到,也可能相当明显。

(二)乳晕切口

一般术后瘢痕不明显,但可能出现乳头麻木,也可能横断一些乳管,因其内可能积存有细菌,可使假体感染、外露,造成乳头坏死或纤维化。

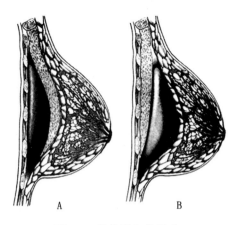

图 5-5　假体置入的层次

A.胸肌下；B.乳腺下

(三)腋窝切口

乳房部不会留下瘢痕,剥离距离较远,万一出血则止血较困难。如应用特制的剥离器械,操作也很方便,无论进到乳腺下或胸大肌下都很方便。

六、术前准备

站立位标出乳房下皱襞,平卧位时高出约 1 cm。向上、内外推动乳房确定乳房的边缘。如果乳房下皱襞不明显,则设计在乳头下 5~6 cm 处。

若采用乳房下皱襞切口,则在乳房下皱襞上 0.5 cm 处标出 3 cm 的切口线,2/3 位于乳房中线外侧。乳晕切口在乳头的内下方设计 3 cm 长的切口。选用腋窝切口时在腋窝自然皮肤皱襞处设计切口(图 5-6)。

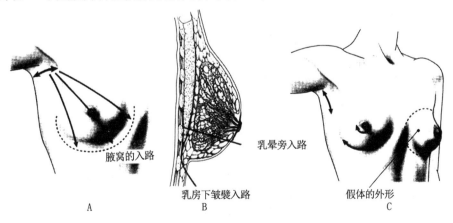

图 5-6　置入假体的切口位置

七、麻醉方式

局部浸润麻醉下、肋间神经阻滞麻醉下、高位硬膜外麻醉及全身麻醉下均可进行。

八、手术步骤

(1)患者平卧于手术台,上肢外展90°固定。手术台要能在患者睡眠状态下被抬起呈坐位,以便观察剥离的腔穴及乳房下皱襞的位置。诱导麻醉,消毒、铺单。

(2)切开皮肤、皮下脂肪,辨认胸肌,在肌肉上方或下方进行剥离(可应用乳房剥离铲),边剥边止血。若行胸大肌下隆乳术,应分开胸大肌于3～6点的附着点,以减少因肌肉收缩造成的畸形。

(3)用生理盐水、稀释的络合碘或抗生素溶液冲洗剥离腔,仔细止血。打开消毒的假体,置入,用手指展开并定位。

(4)患者转为立位,检查乳房的对称性,可用手指剥离外侧以增加外侧的饱和性。

(5)分3层关闭切口,即深筋膜层、真皮深层和表皮下层。

九、术后护理

(1)乳房周围用敷料固定塑形,手术区用胸带适当加压包扎,以减少腔内出血。

(2)术后2～5天患者可有中等程度的疼痛,胸大肌后置入者更明显。

(3)术后7～14天拆线。

(4)术后最好应用5天抗生素。

(5)术后1周、4周、3个月、6个月、1年进行回访。

(6)昼夜佩戴胸罩。应教会应用光面假体的患者如何按摩,毛面假体无此必要。

第三节 缩 乳 术

乳房肥大的病因学目前尚不清楚,可能包括激素性、遗传性、发育性等复合因素,其对患者生理和心理的极大影响却是明确的。缩乳术的目的就是减少过大的乳房体积,保持乳头乳晕的存活,从美学角度达到良好的外形。

一、适应证

(1)缓解沉重而下垂的乳房所造成的身体的疼痛和不适。

(2)适用于矫正因单侧乳房肥大或单侧乳房重建后造成的不对称。

二、手术方法的选择

缩乳术的基本要求是乳头乳晕的位置移动,部分乳腺切除,乳房多余皮肤的切除并整形。常用的手术方法有下蒂法、上蒂法、乳腺切除加乳头乳晕复合组织游离移植法(环形切除技术)。

(一)下蒂法

下蒂法目前最常用,能用于各种不同形态和大小的乳房,乳头乳晕复合体可能转移相当大的距离,乳头乳晕的感觉及泌乳功能一般不受影响,对矫正双侧乳房不对称和乳房下垂也是一种非常有效的技术。

(二)上蒂法

上蒂法更适用于小至中度缩小者,其特点是没有乳房下皱襞切口。主要缺点是术后不能马上出现理想的效果。

(三)乳腺切除加乳头乳晕复合组织游离移植法

乳腺切除加乳头乳晕复合组织游离移植法特别适用于对患者的安全及乳头乳晕复合体的成活力需要特别关注的情况。对于需要切除大量乳腺组织的患者尤为适合。这种术式的缺点是乳头乳晕的感觉丧失,不能哺乳,乳头乳晕复合体色素减少。

不管选择何种手术方式,在术前谈话中,患者与医师要充分讨论手术的危险性、所带来的益处、患者的愿望以及其形态学特征的局限性是非常必要的。

三、术前准备

在进行缩乳术前,应测量几个在术中有用的和必要的指标。此外应在患者仰卧位或坐位时标记切口计划线。准备好消毒直尺、金属丝锁孔样模型、38 mm或42 mm的乳晕标记器(图 5-7,图 5-8)等物品。

四、麻醉方式

一般采用全身麻醉。

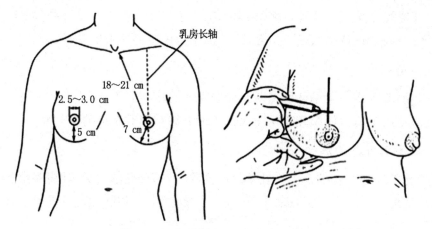

图 5-7 正常乳房的标准形状与测量值

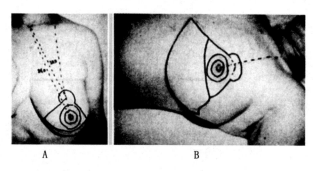

A   B

图 5-8 设计好的切口线及新乳晕的位置
A.坐位设计与乳房形态;B.仰卧位,在手术台上乳房形态发生变化

五、手术步骤

(一)下蒂法

(1)术前坐位,标记手术切口线(图 5-9)。

(2)麻醉、消毒、铺单,患者仰卧上臂外展 80°,使手术床在手术中能随时调至直立位。

(3)蒂部去表皮,包括乳头乳晕复合体上方环形 1 cm 的范围(图 5-10A)。

(4)沿蒂的两侧及上部锐性去除腺体组织,并称重。暂时缝合皮肤,坐位观察,调整两侧乳头乳晕复合体对称(图 5-10B)。

(5)调整、缝合并修整腺体及蒂部,两侧皮瓣拉拢缝合至乳房下皱襞处(图 5-10C~D)。

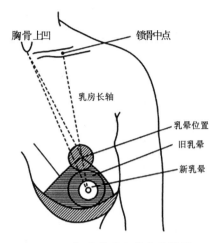

图 5-9　标准的乳房缩小设计图

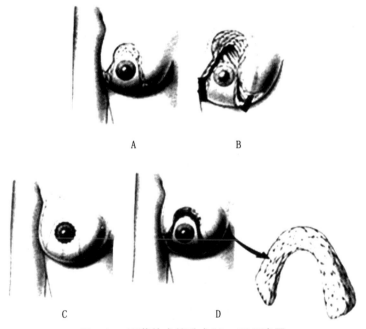

图 5-10　下蒂技术缩乳术(A～D)示意图

(二)上蒂法

(1)患者取立位或站立位,行术前设计切口线,标记乳晕大小及新位置。

(2)将乳头乳晕复合体周围已设计区域的表皮去表皮,沿设计线切开皮肤,皮下游离,下至乳房下皱襞,再深达胸肌筋膜,继续上至乳房上界。切除部分腺体组织及多余的皮肤(图5-11)。

(3)将乳晕上方位置尽可能的向高位上提固定乳腺组织于胸壁上,缝合两侧腺体,调整塑形。放置引流,缝合皮肤(图 5-12)。

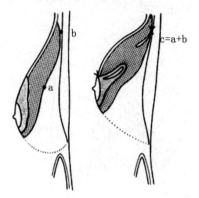

图 5-11 上蒂法:游离乳房后固定乳房上部

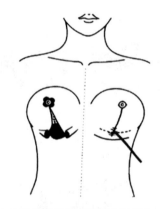

图 5-12 上蒂法:分层关闭切口,有意皱缩缝合以缩短切口的长度

(三)乳腺切除加乳头乳晕复合组织游离移植法

(1)术前标记切口线及游离范围(图 5-13A)。

(2)将乳头乳晕复合体周围已设计区域的表皮去表皮,切除标记线下乳房下象限的乳腺组织,折叠到中央部位乳腺下使乳房突出并塑形(图 5-13B～E)。

(3)将手术床调整至直立位,检查、调整乳房的大小、形状和对称性,分层缝合,关闭切口(图 5-13F)。

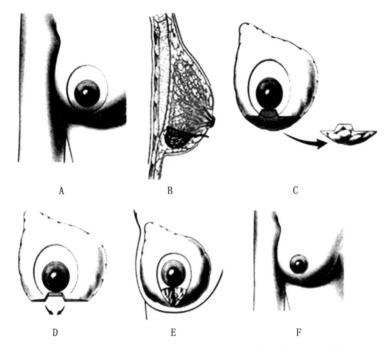

A   B   C

D   E   F

图 5-13　乳腺切除加乳头乳晕复合组织游离移植法示意图

第四节　乳腺皮下切除术

一、概述

某些乳房良性疾病病变广泛,无法局部切除,而药物治疗不见好转,可行乳腺皮下切除术。

二、适应证

(1)严重乳腺增生症经中西药物治疗不见好转,症状重,影响工作和生活且已婚不再要求生育者。

(2)乳房多发良性肿瘤或乳房巨大良性肿瘤者。

(3)男性乳房肥大影响外观患者要求切除者。

三、术前准备

手术区备皮。

四、麻醉

局麻或硬膜外麻醉。

五、体位

仰卧位,患侧略抬高。

六、手术步骤

(一)切口选择

沿乳房下皱襞或乳头乳晕区下方做弧形切口,切开皮肤、皮下组织(图 5-14)。

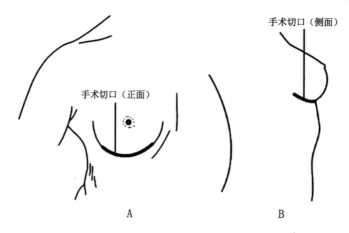

图 5-14　乳房皮下腺体切除切口

(二)游离皮瓣

用组织钳夹起皮下组织,保留皮下脂肪层,在其深面锐性游离皮下浅筋膜浅层组织至乳房四周腺体边缘(图 5-15)。

(三)切除乳腺组织

在乳房边缘处夹起乳腺腺体边缘向上提,在胸大肌筋膜浅面进行游离,切开皮下浅筋膜深层之疏松结缔组织,直至完整切除乳腺腺体。注意肋间血管穿支的结扎止血(图 5-16)。切除后手术野放置橡皮片或引流管引流(图 5-17)。

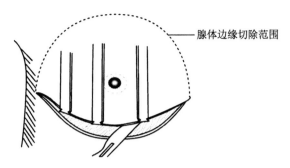

腺体边缘切除范围

图 5-15 乳房皮下腺体切除范围

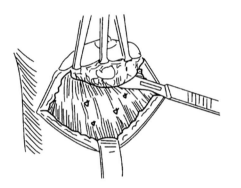

图 5-16 乳房皮下腺体切除

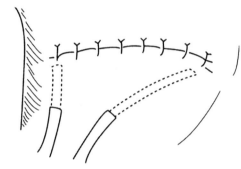

图 5-17 引流管的放置

七、术后处理

创面加压包扎。有引流者需第 2 天换药,视引流情况拔除引流。

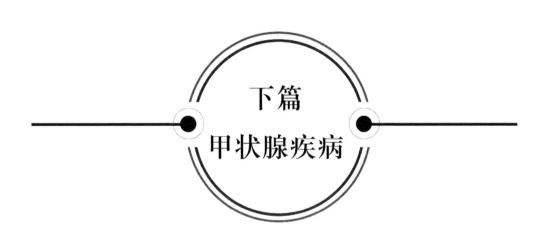

下篇
甲状腺疾病

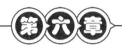

甲状腺炎症性疾病

第一节　急性化脓性甲状腺炎

一、定义

急性化脓性甲状腺炎（acute suppurative thyroiditis，AST）是甲状腺非特异性感染性疾病，是细菌或真菌经血液循环、淋巴道或邻近化脓病变蔓延侵犯甲状腺引起急性化脓性炎症，其中以邻近化脓性病灶蔓延最多见。

二、病因

甲状腺本身因位置的特殊性及丰富的血供、组织内高浓度的碘等因素对感染有明显的抵抗力，但是一些情况下，也会发生感染。大部分病例来源于上呼吸道、口腔或颈部软组织化脓性感染的直接扩散，如急性咽炎、化脓性扁桃体炎等。少数病例继发于败血症或颈部开放性创伤。营养不良的婴儿、糖尿病患者、体质虚弱的老人或免疫缺陷患者为好发人群。

感染好发于甲状腺左叶，常见于结节性甲状腺肿，也可以发生在正常的腺体。引起急性甲状腺炎的常见细菌有链球菌、葡萄球菌、肺炎球菌、沙门菌、类杆菌、巴斯德菌、结核菌等。而免疫功能受损的患者，如恶性肿瘤、AIDS以及接受放疗的患者发生真菌感染的概率较大，常见菌种如粗球孢子菌、曲霉菌、白念珠菌、诺卡菌等。病原菌可经血液、淋巴管、邻近组织器官感染蔓延或医源性途径如穿刺操作进入甲状腺。

三、病理

起病前已有结节性甲状腺肿者易产生脓肿，如甲状腺本来正常者，广泛化脓多见。脓液可浸润颈部深层组织，甚至进入纵隔，破入气管、食管。典型的急性甲状腺炎的组织学变化为甲状腺内大量中性粒细胞浸润、组织坏死;甲状腺滤泡破坏,血管扩张充血,有时可见细菌菌落。炎症后期恢复阶段有大量纤维组织增生。

四、临床表现

一般急性起病,具有化脓性感染的共同特征。甲状腺肿大、疼痛,局部发热、触痛,常为一侧肿大,质地较硬。因甲状腺有包膜,即便有脓肿形成,局部波动感可不明显。有时伴耳、下颌或头枕部放射痛。早期颈前区皮肤红肿不明显,触痛显著。可有声嘶、呼吸不畅、吞咽困难,头后仰或吞咽时出现"喉痛"。通常无甲亢和甲减的症状和体征。可有畏寒、寒战、发热、心动过速等全身症状。

五、实验室检查

(一)一般检查

外周血提示白细胞计数升高、伴核左移,血培养可阳性,血沉增快。

(二)其他检查

甲状腺摄碘率、甲状腺功能正常;甲状腺核素扫描可见局部放射性低减区;细针穿刺细胞学检查可吸出脓液,镜检可见大量脓细胞、坏死细胞及组织碎片。

B超显示甲状腺肿大,有大小不等的低回声、无回声区,或大面积液性暗区(图 6-1);颈部 X 片提示左侧软组织包块;食管钡餐有助于发现来源于梨状窝的瘘管(图 6-2)。CT 扫描可评价邻近组织及感染向其他间隙蔓延的情况。

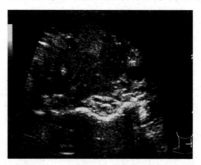

图 6-1　急性化脓性甲状腺炎

超声显示低回声区,提示甲状腺内存在一脓肿

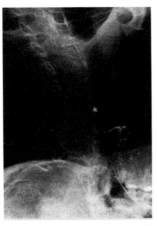

图 6-2 食管吞钡显示梨状隐窝瘘管(侧位)

六、诊断与鉴别诊断

(一)诊断

对急性起病,颈前区疼痛肿块患者应考虑急性甲状腺炎的可能性,结合临床表现、实验室检查进行诊断与鉴别诊断(图 6-3)。

诊断依据:①全身败血症症状,白细胞及中性粒细胞总数增高。②原有颈部化脓性感染,之后出现甲状腺肿大、疼痛。③B 超引导下行细针穿刺细胞学检查及脓液培养可进一步明确诊断。

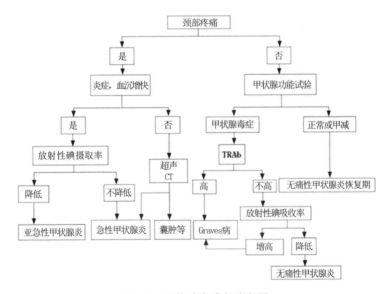

图 6-3 甲状腺炎诊断流程图

(二)鉴别诊断

1.亚急性甲状腺炎

鉴别要点:①亚甲炎甲状腺疼痛较轻,血沉明显升高,白细胞正常或轻度升高,甲状腺功能早期可升高。②亚甲炎甲状腺摄碘率降低,急性甲状腺炎摄碘率正常。若诊断有困难,可结合甲状腺细针穿刺活检。

2.甲状腺肿瘤

应注意与甲状腺腺瘤、囊肿、甲状腺癌急性出血等情况相鉴别。迅速增长的未分化甲状腺癌也可出现颈前区疼痛、触痛等症状,但一般患者年龄较大,甲状腺穿刺液细菌培养阴性,抗生素治疗无效,甲状腺活检可明确诊断。

七、治疗

一般对症处理包括卧床休息、补液、退热等。甲状腺局部处理原则为早期冷敷,晚期热敷。根据药敏结果,予以有效的抗生素、抗真菌药物抗感染治疗。必要时行外科探查和切开引流,清除炎性坏死甲状腺组织防止感染进一步扩散。

八、预后

绝大多数患者经合理有效的抗感染治疗,预后良好,无后遗症。少数患者形成慢性甲状腺脓肿。若未治疗或治疗不彻底,甲状腺脓肿向周围组织穿破可形成严重并发症,如纵隔脓肿或气管/食管瘘,严重者脓肿可压迫气管导致窒息。

第二节 亚急性甲状腺炎

一、定义

亚急性甲状腺炎(subacute thyroiditis,简称亚甲炎)由 De Quervain 于 1940 年首先描述,又称 De Quervain 甲状腺炎、巨细胞性甲状腺炎、肉芽肿性甲状腺炎,是一种可自行恢复的甲状腺非细菌感染性疾病,多认为是病毒(包括流感病毒、柯萨奇病毒、腮腺炎病毒等)感染后引起的变态反应,以短暂疼痛的破坏性甲状腺组织损伤伴全身炎性反应为特征,是最常见的甲状腺疼痛性疾病。放射性痛和转移性痛为其特征,伴有甲状腺功能亢进症状、促甲状腺素水平降低、甲状腺摄碘率降低和红细胞沉降率升高等。

二、流行病学

临床发病率约为 4.9/10 万,占甲状腺疾患的 0.5%～6.2%。男女发病比例为 1:(3～6),30～50 岁女性发病率最高。

三、病因

亚甲炎的病因尚不明确,多由病毒感染或病毒感染后变态反应引发。研究表明,多种病毒如柯萨奇病毒、腮腺炎病毒、流感病毒、腺病毒感染与本病有关,患者血液中常可检出这些病毒的抗体。而甲状腺组织切片中很少找到病毒包涵体或培养出病毒,因此甲状腺本身的病变可能不是由病毒直接侵袭所致。该病也可发生于非病毒感染(如 Q 热或疟疾等)之后。遗传因素可能参与发病,有与人白细胞抗原(HLA)B35 相关的报道。疾病活动期,患者血清中可检测到多种甲状腺自身抗体,可能继发于甲状腺滤泡破坏后的抗原释放。为非特异性表现,因此亚甲炎不是一种自身免疫性疾病。偶有报道用干扰素治疗丙型肝炎可引起亚甲炎。

四、临床表现

(1)该病有季节发病趋势,不同地理区域有发病聚集倾向。起病形式及病情程度不一。

(2)常在病毒感染后 1～3 周发病,半数患者有近期上呼吸道感染病史。体温不同程度升高,起病 3～4 天达高峰。可伴有肌肉疼痛、咽痛等,颈部淋巴结可肿大。

(3)甲状腺区特征性疼痛及肿大逐渐或突然发生,放射性痛及转移性疼痛为其特征性表现。转颈、吞咽动作可加重,常放射至同侧耳、咽喉、下颌、颏、枕、胸背部等处。疼痛为迁移性,初始可表现为一叶疼痛,继而扩展或转移至另一叶。亦有少数患者首先表现为孤立无痛性硬结节或声音嘶哑。甲状腺弥漫或不对称性轻、中度增大,伴或不伴结节,质地较硬,触痛明显,无震颤及血管杂音。病变局部无红、热等类似于急性化脓性甲状腺炎的表现。

(4)与甲状腺功能变化相关的临床表现如下。①初期(甲状腺毒症阶段):历时 3～8 周;50%～75% 的患者出现甲状腺毒症的临床表现,但容易被甲状腺疼痛或触痛所掩盖;无突眼及胫骨前黏液性水肿。偶有报道本病患者表现为低钾性麻痹,因而误诊为甲状腺功能亢进症,其同样由细胞外钾向细胞内转移所致。②中期(甲状腺功能减退阶段):约 25% 的患者在甲状腺激素合成功能尚未恢复之前进入此阶段,出现水肿、怕冷、便秘等症状,历时数月。③后期(甲状腺功能恢复阶段):多数患者短时间(数周至数月)恢复正常功能。在甲状腺毒症向甲减转变过程中,可能检测到 TSH 和 FT_4 同时降低的情况,因而可能误诊为中枢性甲减。

五、辅助检查

(一)血细胞沉降率(ESR)

病程早期显著增快,可达 100 mm/h 以上;>50 mm/h 时是对本病的有利支持,但 ESR 不增快也不能除外本病。

(二)甲状腺功能

血清中 TT_3、TT_4 增高,与甲状腺摄碘率降低呈双向分离是其特点,可与甲亢鉴别。随着甲状腺滤泡上皮细胞破坏加重,储存激素殆尽,可出现一过性甲减。当炎性反应消退,甲状腺滤泡上皮细胞恢复,甲状腺激素水平及甲状腺摄碘率逐渐恢复正常。

(三)摄碘率及甲状腺核素显像

早期甲状腺对碘无摄取或摄取低下,24 小时摄碘率小于 5%。甲状腺显像受炎性反应严重程度影响,当炎性反应累及整个甲状腺时,表现为整个颈部放射性本底明显增高,甲状腺模糊、轮廓不清。当病变只累及甲状腺某一部位时,甲状腺显影可见局部呈放射性稀疏、缺损区。

(四)甲状腺超声检查

灵敏度较高,但特异性较差。病初因甲状腺滤泡水肿、破坏,超声检查可见片状规则低回声区,病灶以中心部位最低,边界模糊不清,后方回声稍增强,所有回声减低部位均有明显压痛。在恢复期由于淋巴细胞和浆细胞的浸润及一定程度纤维化性增生,超声可见甲状腺内不均匀回声增强并伴有小片状低回声区或伴轻微血运增加的等回声区。彩色多普勒血流显像(CDFI)检查发现异常回声周边有较丰富的血流信号,而内部血流信号较少,甲状腺上动脉流速增高不明显。与之不同,肿瘤则表现为异常回声区内部血流信号丰富,边缘缺乏。

(五)甲状腺针吸细胞学检查(FNAC)

以滤泡细胞破坏为特征,可见分叶细胞、单核细胞、多核巨细胞浸润,微脓肿形成和纤维化。病程晚期往往见不到典型表现,纤维化病变明显时也可出现"干抽"现象。FNAC 不作为诊断本病的常规检查,当诊断困难或合并其他甲状腺疾病时可考虑应用。

(六)其他

该病导致甲状腺滤泡细胞破坏及甲状腺球蛋白(TG)水解,致使血清 TG 水平明显增高,与甲状腺破坏程度一致,且恢复很慢。C-反应蛋白可增高。少数患者轻度贫血,血小板升高,早期白细胞可增高。甲状腺球蛋白抗体(TGAb)、甲状腺过氧化物酶抗体(TPOAb)阴性或水平很低。在疾病后期甚至恢复后,TGAb、TPOAb 可一过性升高,但并不导致持续自身免疫反应。CT 与 MRI 可发现甲状腺肿大、结节,增强后组织呈不均匀改变,但灵敏度较低,主要用于排除其他疾病,不作为常规检查项目。

六、诊断

依据病史、症状、体征和实验室检查,一般诊断多无困难,但不典型病例常易误诊,国内报道误诊率为 12%～48%。

(1)甲状腺肿大、疼痛、质硬、触痛,常伴上呼吸道感染的症状和体征(发热、乏力、食欲缺乏、颈淋巴结肿大等)。

(2)血沉增快。

(3)甲状腺摄碘率受抑制。

(4)一过性甲状腺毒症。

(5)血清 TGAb 和/或 TPOAb 阴性或低滴度。

(6)FNAC 或活组织检查可见多核巨细胞或肉芽肿改变。

符合上述 4 项即可诊断亚甲炎。对于临床表现不典型者,应进行 FNAC 以明确诊断,尤其病变局限于单个结节或者单个侧叶者。有淋巴瘤或未分化癌误诊为亚甲炎的病例报道。

七、鉴别诊断

除急性化脓性甲状腺炎和结节性甲状腺肿出血以外,诊断该病时还需与以下疾病鉴别。

(一)桥本甲状腺炎

少数病例可以有甲状腺疼痛、触痛,活动期 ESR 可轻度升高,并可出现短暂性甲状腺毒症和摄碘率降低,但该病无全身症状。既往患有甲状腺肿或自身免疫性甲状腺病、具有高滴度 TG-Ab 和/或 TPO-Ab 有助于疼痛性桥本甲状腺炎的诊断。两病可合并存在,FNAC 可明确诊断。

（二）甲状腺癌

快速生长可出现局部疼痛,但无全身中毒症状,甲状腺质硬、表面不光滑,活动度差,可出现区域淋巴结肿大,FNAC 可见肿瘤细胞。

八、治疗

（一）早期治疗

早期治疗以减轻炎性反应及缓解疼痛为目的。轻症可用阿司匹林(1～3 g/d,分次口服)、非甾体抗炎药(如吲哚美辛 75～150 mg/d,分次口服)等。

（二）急性期治疗

急性期首选肾上腺皮质激素类药物,初始剂量:泼尼松 30～40 mg/d,维持1～2 周,根据症状、体征及血沉的变化缓慢减少剂量,总疗程 6～8 周以上。过快减量、过早停药可使病情反复,根据红细胞沉降率调整激素用量,当红细胞沉降率下降或恢复正常时,泼尼松开始减量。糖皮质激素使用注意事项如下。

(1)糖皮质激素虽适用于疼痛剧烈、体温持续显著升高、水杨酸或其他非甾体抗炎药物治疗无效者,可缓解疼痛(24～48 小时内),但是并不能在早期或晚期防止甲状腺功能异常。

(2)有报道以甲状腺摄碘率恢复正常作为糖皮质激素停药指征的观察组较以血沉降至正常作为停用指征的对照组复发率低。文献报道霍奇金淋巴瘤误诊为亚甲炎的患者应用激素后疼痛症状也可得到缓解,因此需警惕。

(3)部分患者对糖皮质激素治疗的反应不敏感,需考虑以下处理:①加用非甾体抗炎药。②反复发作者宜增加糖皮质激素原有剂量。③超声检查,必要时行 FNAC 和 CT 检查,以除外其他甲状腺疾病如甲状腺癌或脓肿。

（三）甲状腺毒症明显者治疗

甲状腺毒症明显者可以使用 β 肾上腺素能受体阻滞剂。病程中当甲状腺滤泡组织遭受破坏后,释放大量甲状腺素,可出现一过性"甲状腺功能亢进期",可不处理或给予小剂量普萘洛尔,不用抗甲状腺功能亢进药物,症状缓解即停药,一般 2～3 周症状消失。甲状腺激素可应用于甲减症状明显、持续时间久者;由于 TSH 降低不利于甲状腺细胞恢复,故宜短期、小剂量使用,而大量应用甲状腺激素可能过度抑制 TSH,永久性甲减需长期替代治疗。

九、预后

亚甲炎常在几周或几个月内自行缓解,整个病程为 6～12 个月。复发者罕见(占 2%～4%)。5%～10% 的患者发生永久甲减,需终身替代治疗。文献报道超声检查所测低回声区体积并不能预测持续性甲减的发生。少数患者在本病之后又发生了 Graves 病。

第三节　慢性淋巴细胞性甲状腺炎

一、定义与流行病学

慢性淋巴细胞性甲状腺炎(chronic lymphocytic thyroiditis,CLT)又称自身免疫性甲状腺炎,是一种以自身甲状腺组织为抗原的慢性炎症性自身免疫性疾病。包括两种类型:一为甲状腺肿型,即桥本甲状腺炎(Hashimoto thyroiditis,HT);另一为甲状腺萎缩型,即萎缩性甲状腺炎(atrophic thyroiditis,AT);临床上以 HT 常见。近年来 CLT 发病有增多趋势,在人群中的发病率可高达 22.5～40.7/10 万,西方国家 CLT 占甲状腺疾病的 10%,我国所占比例为 3% 左右。各年龄段均可发病,但以 30～50 岁多见,90% 发生于女性,且有家族多发倾向。

二、病因与发病机制

病因目前尚不清楚,一般认为本病的发病是由多方面因素引起的。

(一)遗传因素

CLT 具有一定的遗传倾向,10%～15% 的 CLT 患者有家族史,目前肯定的遗传易感基因包括人类白细胞抗原(HLA)和细胞毒性 T 淋巴细胞相关抗原-4(CTLA-4)。

(二)自身免疫因素

本病是公认的器官特异性自身免疫病,特征是存在甲状腺过氧化物酶抗体(TPOAb)和甲状腺球蛋白抗体(TGAb)。TPOAb 通过抗体介导的细胞毒(AD-CC)作用和补体介导的细胞毒作用影响甲状腺激素的合成。CLT 患者中 TGAb IgG 亚群的分布以 IgG1、IgG2、IgG4 为主,高滴度 IgG1、IgG2 的存在提示由亚临床甲减发展至临床甲减的可能。TSH 受体刺激阻断性抗体(TSBAb)占据 TSH 受体,亦是甲状腺萎缩和功能低下的原因。

(三)环境因素

1.高碘

长期摄入高碘可导致甲状腺球蛋白的碘化增加,致使其抗原性增加而诱发免疫反应。

2.硒缺乏

硒在甲状腺抗氧化系统和免疫系统以及甲状腺激素的合成、活化、代谢过程中发挥重要的作用,硒缺乏可降低谷胱甘肽过氧化物酶的活性,导致过氧化氢浓度升高而诱发炎症反应。

3.感染

感染可诱导自身抗原表达。受感染的病毒或细菌又因含有同甲状腺抗原类似的氨基酸序列,可通过"分子模拟"激活特异性 CD_4^+ T 淋巴细胞,该细胞促使 CD_8^+ T 淋巴细胞以及 B 淋巴细胞浸润甲状腺,CD_8^+ T 细胞可直接杀伤甲状腺细胞,B 细胞则产生抗甲状腺抗体导致甲状腺细胞的破坏。

4.其他

应用胺碘酮、IFN-α 治疗、锂盐、吸烟等都与本病的发展有关。

(四)凋亡

也有研究表明,CLT 甲状腺细胞的破坏可能是浸润淋巴细胞局部释放的细胞因子所诱导的 Fas 死亡路径分子的不恰当表达和凋亡调控蛋白 Bcl-2 下调所致细胞凋亡的结果。

三、病理

CLT 腺体呈弥漫性肿大,色白或灰白,质地较硬韧,表面不平可稍呈结节状或可见一个至多个结节,切面均匀可呈分叶状。镜检分类:①淋巴细胞型,即滤泡上皮细胞多形性,有中至大量的淋巴细胞浸润。②嗜酸细胞型,即较多的胞浆丰富而红染的嗜酸性粒细胞及大量淋巴细胞浸润。③纤维型,即显著的纤维化和浆细胞浸润。

四、临床表现

本病的临床表现多种多样,可以表现为甲状腺功能正常,也可表现为甲状腺功能减退、甲状腺功能亢进、颈痛和发热类似亚急性甲状腺炎症表现、有临床表现但甲状腺功能正常的假性甲状腺功能亢进或假性甲状腺功能减退、亚临床甲状腺功能减退、甲状腺弥漫性肿大、结节性肿大或只见甲状腺单个结节等多种类型。

(一)病史及症状

多见于 30～50 岁女性,起病隐匿,发展缓慢病程较长,主要表现为甲状腺肿大,多数为弥漫性,少数可为局限性,部分以颜面、四肢肿胀感起病。

(二)体格检查

甲状腺呈弥漫性或局限性肿大,质较硬但不坚、且伴有韧感,边界清楚,无触痛,表面光滑,部分甲状腺可呈结节状,颈部淋巴结不肿大,部分可有四肢黏液性水肿。

1.典型临床表现

(1)发展缓慢,病程较长,早期可无症状,当出现甲状腺肿时,病程平均已达 2～4 年。

(2)常见症状为全身乏力,许多患者没有咽喉部不适感,10％～20％患者有局部压迫感或甲状腺区的隐痛,偶尔有轻压痛。

(3)甲状腺多为双侧对称性、弥漫性肿大,峡部及锥状叶常同时增大,也可单侧性肿大。甲状腺往往随病程发展而逐渐增大,但很少压迫颈部出现呼吸和吞咽困难。触诊时,甲状腺质地坚韧,表面可光滑或细砂粒状,也可呈大小不等的结节状,一般与周围组织无粘连,吞咽运动时可上下移动。

(4)颈部淋巴结一般不肿大,少数病例也可伴颈部淋巴结肿大,但质软。

2.不典型临床表现

值得注意的是,CLT 的临床表现往往并不典型,或与其他甲状腺疾病或自身免疫性疾病合并存在,主要的不典型表现有以下几点。

(1)桥本甲亢:即 Graves 病和 CLT 合并存在,也可相互转化,患者可有甲亢的临床表现,高滴度 TGAb 和 TPOAb,可有 TSH 受体抗体(TSAb)阳性,甲状腺的^{131}I 吸收率增高,并且不受 T_3 所抑制,病理学同时有 Graves 病和 CLT 特征性改变。

(2)突眼型:以浸润性突眼为主,可伴有甲状腺肿。甲状腺功能正常,TGAb、TPOAb 阳性,部分患者可测到 TSAb 及致突眼免疫球蛋白。

(3)类亚急性甲状腺炎型:临床表现类似亚急性甲状腺炎,起病急,甲状腺增大伴疼痛,^{131}I 吸收率测定正常,T_3、T_4 正常,TGAb、TPOAb 高滴度阳性。

(4)青少年型:CLT 约占青少年甲状腺肿大的 40％。青少年型 CLT 的甲状腺功能正常,TGAb、TPOAb 滴度较低,临床诊断比较困难。有部分患者甲状腺肿大较缓慢,称青少年增生型。甲状腺组织内缺乏嗜酸细胞,往往无全身及其他局部症状,出现甲减的患者可影响生长发育。

(5)伴发甲状腺肿瘤型:CLT 多伴发甲状腺癌,甚至为甲状腺癌的前兆,常表现为孤立性结节、质硬,TGAb、TPOAb 滴度较高,结节可能部分为甲状腺瘤或甲状腺癌,周围部分为 CLT。故临床遇到下列情况时,应考虑合并肿瘤的可能,进行 FNAC 或切除活检:①甲状腺痛明显,甲状腺素治疗无效。②甲状腺素治疗后腺体不缩小反而增大。③甲状腺肿大伴颈部淋巴结肿大且有压迫症状。④腺体内有单个冷结节,不对称,质硬。

(6)纤维化型(萎缩型):病程较长的患者,可出现甲状腺广泛或部分纤维化,表现为甲状腺萎缩,质地坚硬,TGAb 和 TPOAb 可因甲状腺破坏、纤维化而不高,甲状腺功能亦减退,组织切片显示与 CLT 相同。此类型常误诊为原发性甲减或甲状腺癌。

(7)伴发其他自身免疫性疾病:表现为多发性自身免疫性疾病,如 CLT 伴白癜风、Addison 病、糖尿病、恶性贫血、斑秃(图 6-4)、特发性甲状旁腺功能低下、重症肌无力、系统性红斑狼疮等疾病,也有人称"自身免疫性多腺体衰竭综合征"或"多肉芽肿衰竭综合征"。如多发性内分泌腺瘤综合征Ⅱ型(Addison 病,AITD,1 型糖尿病,性腺功能减退症)的表现之一。

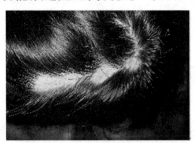

图 6-4　桥本甲状腺炎合并斑秃

(8)桥本脑病:严重而罕见,临床表现如下。①血管炎型:以脑卒中样发作反复出现为特征。②弥漫性进展型:可出现意识障碍、精神错乱、嗜睡或昏迷。脑脊液检查异常,表现为蛋白含量升高,单核细胞增多。甲状腺抗体阳性,尤其是 TPOAb 滴度高。甲状腺激素水平一般正常或偏低。脑电图可出现异常。本病治疗以皮质激素效果好,甲状腺素也有较好的疗效。

五、辅助检查

(一)实验室检查

(1)早期甲状腺功能可正常,桥本甲亢者甲状腺功能轻度升高,随着病程进展,T_3、T_4 可下降,TSH 升高,TPOAb、TGAb 阳性,二者(放射免疫双抗体测定法)大于 50% 有诊断意义,但自身抗体阴性不能否定 CLT 的诊断。

(2)过氯酸钾排泌试验约 60% 阳性。

(3)血清丙种球蛋白增高,清蛋白下降。

(二)病理检查

FNAC 或病理切片,可见淋巴细胞和浆细胞,甲状腺滤泡上皮细胞可表现增生、缩小、萎缩、结构破坏及间质纤维组织增生等不同改变。有时 HE 切片难以区别良、恶性,需采用免疫组化法染色进行鉴别。FNAC 创伤小,不易造成穿刺道癌细胞脱落转移及容易被医师和患者接受的优点,是美国《甲状腺结节和分化型甲状腺癌诊治指南》中 A 级推荐方法,认为是最准确、最有效的方法,结果可分为良性、恶性、可疑恶性和不能诊断 4 种,对甲状腺疾病的敏感性达 86%,精确率 75%,但也存在一定的假阴性率,特别是对于甲状腺滤泡性疾病不能诊断。另外,细针穿刺细胞学检查必须具有以下三个条件:①样本的量足够。②由经验丰富的细胞学家读片。③穿刺到所指定的病变部位,否则常可误诊或漏诊。

(三)影像学检查

1.甲状腺超声

峡部增厚,弥漫性低回声内出现短线状强回声并形成分隔状或网格状改变,对本病诊断具有较高的特异性。

2.甲状腺放射性核素显像

表现为显影密度不均,呈不规则的稀疏与浓集区,边界不清或为"冷"结节。

3.甲状腺摄碘率

此病后期甲状腺摄 ^{131}I 率逐渐降低,出现明显甲减表现。

4.CT 和 MRI 检查

除可了解甲状腺本身的情况外,还可明确其与周围组织的关系。CT 扫描表现为甲状腺两叶对称性弥漫性增大或一叶腺体增大更为明显,密度均匀,明显减低,接近软组织密度,无腺内更低密度结节影及钙化影,边界清楚,增强扫描呈均匀强化。

六、诊断

目前对 CLT 的诊断标准尚未统一,应用最多的还是 1975 年 Fisher 提出的 5 项诊断指标:①甲状腺弥漫性肿大,质坚韧,表面不平或有结节。②TGAb、TPOAb 阳性。③血 TSH 升高(正常者<10 ng/dL)。④甲状腺扫描有不规则浓聚或稀疏。⑤过氯酸钾排泄试验阳性。5 项中具有 2 项可拟诊,具有 4 项者即可确诊。这个标准在多数情况下是适用的,诊断正确率为 70%~90%。

一般在临床中只要具有典型 CLT 临床表现,血清 TGAb、TPOAb 阳性即可临床诊断为 CLT。但具有典型表现者较少,非典型病例常被误诊为甲状腺其他疾病,据统计手术治疗的 CLT 术前误诊率可达 75%~100%,因此对临床表现不典型者,需要有高滴度的抗甲状腺抗体测定方能诊断。对这些患者如查血清 TGAb、TPOAb 为阳性,应给予必要的影像学检查协诊,并给予甲状腺素诊断性治疗,必要时应以 FNAC 或冷冻切片组织学检查确诊。

七、鉴别诊断

该病需与以下疾病相鉴别。

(一)Riedel 甲状腺炎

Riedel 甲状腺炎又称慢性纤维性甲状腺炎,可有不同程度的甲状腺肿大,甲状腺结构破坏被大量纤维组织取代。病变常超出甲状腺,侵袭周围组织,产生压迫症状,如吞咽、呼吸困难、声嘶、喉鸣等。压迫症状与甲状腺肿大程度不成正比。T_3、T_4、TSH、^{131}I 摄取率大多正常。当病变侵犯甲状腺两叶时,T_3、T_4、TSH、^{131}I 摄取率低于正常。主要确诊依赖于病检。

(二)弥漫性毒性甲状腺肿(Graves 病)

桥本甲亢与 Graves 病临床均可见代谢亢进等表现,桥本甲亢的临床症状较轻微,不伴或较少出现突眼和胫前黏液性水肿。桥本甲亢患者可检出高效价的 TGAb 和 TPOAb,T_3、T_4 轻度升高;Graves 病亦可出现 TGAb 和 TPOAb,但滴度较低,T_3、T_4 明显升高。放射性核素显像桥本甲亢时甲状腺显影密度不均,呈不规则的浓集和稀疏;Graves 病时甲状腺呈均匀的放射性浓集区。甲状腺摄碘率桥本甲亢时正常或增高,但可被 T_3 抑制;而 Graves 病患者的摄碘率明显增高,且不能被 T_3 抑制。

(三)甲状腺癌

CLT 中甲状腺癌的发生率为 5%~17%,比普通人群高 3 倍。二者均可有甲状腺结节样改变,但甲状腺癌结节质硬、固定,肿大的甲状腺或甲状腺结节在近期内显著增大,压迫喉返神经、声音嘶哑是甲状腺癌的晚期特征。甲状腺癌核素显像显示局部改变,而 CLT 核素显像的改变呈弥漫性。

(四)甲状腺恶性淋巴瘤

病理学家观察到几乎所有恶性淋巴瘤患者的甲状腺组织都存在不同程度的 HT 表现。也有认为重度慢性淋巴细胞性甲状腺炎可向恶性淋巴瘤转变。多数甲状腺恶性淋巴瘤的肿块增大迅速,颈淋巴结肿大,很快出现压迫症状,甲状腺扫描为冷结节,两者鉴别并不困难。然而 HT 合并恶性淋巴瘤,尤其对于无肿块的甲状腺恶性淋巴瘤的区别较难,需做病理学检测。

八、治疗

从临床经验看,半数以上 CLT 患者不需要治疗,部分患者需应用甲状腺激素替代治疗,只有少数情况需要外科处理。

(一)内科治疗

(1)限碘:限制碘摄入量在安全范围(尿碘 $100\sim200$ $\mu g/L$)有助于阻止甲状腺自身免疫破坏进展。

(2)随诊观察:①甲状腺功能正常者。②合并亚临床甲减(仅有 TSH 升高),TSH$<$10 mU/L。

(3)甲状腺激素替代治疗:①合并亚临床甲减,TSH$>$10 mU/L。②合并临床甲减[TSH 升高且 T_3 和/或 T_4 降低]者。甲状腺激素替代治疗通常予 L-T_4 $50\sim100$ $\mu g/d$,逐步增至 $200\sim300$ $\mu g/d$,直至腺体缩小,TSH 降至正常,然后逐步调整至维持量。

(4)合并甲亢者:一般不用抗甲状腺药物,为控制甲亢症状可用 β 受体阻滞剂(如普萘洛尔)治疗,个别甲亢症状不能控制者可适当应用小剂量抗甲状腺药物,但时间不宜太长,并根据甲状腺功能监测情况及时调整剂量或停药,以免导致严重甲减。

(5)甲状腺迅速肿大、伴局部疼痛或压迫症状时,可给予糖皮质激素治疗(泼尼龙 30 mg/d,分 3 次口服,症状缓解后逐渐减量,代之以 L-T_4 口服)。

(6)细胞因子调节、基因治疗、补硒治疗等方法也为本病治疗展示了新的途径,但还未广泛应用于临床。

(二)外科治疗

长期以来对 CLT 是否需要外科治疗一直存在争议。一种观点认为 CLT 是自身免疫性疾病,呈慢性经过,发展趋势是永久性甲减,任何不恰当的手术治疗都将加速甲减的进程,手术并不能从根本上治疗 CLT,因此主张首选药物治疗。另一种观点则认为切除部分甲状腺组织可降低免疫负荷,增加药物治疗效果,并取得病理诊断或早期发现并发癌,如果手术方式选择恰当,甲状腺功能减退发生率仅为 4.7%～9.7%,手术治疗安全可行。目前多数学者认为对 CLT 手术指征应适当放宽,特别是对年轻女性,但应合理选择手术方式,即遵循个体化治疗方案。

(1)手术指征:①甲状腺肿大,压迫症状明显,如呼吸困难,给予甲状腺素治疗2～3个月后无效(结节或甲状腺缩小不明显并有压迫症状)。②增大的甲状腺影响美容。③甲状腺结节大于 2 cm,扫描为冷结节、质硬高度怀疑癌(结节迅速增大、单发实性结节、结节有钙化或针吸怀疑有癌细胞)。④甲状腺疼痛明显,尤其是复发性疼痛,对症处理无效者。⑤并发甲亢反复发作,或并发重度甲亢者。

(2)手术方式的选择应根据手术目的和冷冻切片检查结果确定,可遵循如下原则:①单纯性 CLT,至少需完整保留一侧腺叶,或仅作峡部切除以缓解压迫症状。②并发重度甲亢者,可做双侧甲状腺次全切除术。③并发甲状腺腺瘤或结节性甲状腺肿者,需切除可见病灶,并尽量多保留甲状腺组织。④CLT 并甲状腺癌的手术方式,既要考虑甲状腺癌的根治性原则,又要兼顾 CLT 的特殊性。

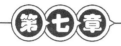

甲 状 腺 肿

第一节 单纯性甲状腺肿

单纯性甲状腺肿多见于高原、山区地带。本病属世界性疾病,据 WHO 估计全世界有 10 亿人口生活于碘缺乏地区,有地方性甲状腺肿大患者 2 亿～3 亿。我国目前有约 4.25 亿人口生活于缺乏地区,占全国人口的 40%,70 年代的粗略统计,有地方性甲状腺肿大患者 3500 万人,是发病最多的地方病。

一、病因

(1)碘缺乏:可以肯定碘缺乏是引起本病的主要因素,外环境缺碘时,机体通过增加激素合成,改变激素成分,提高肿大甲状腺组织对正常浓度促甲状腺素(TSH)的敏感性来维持甲状腺正常功能,这是机体代偿性机制,实际上是甲状腺功能不足现象。但是,这种代偿机能是有一定限度的,当机体长期处于严重缺碘而不能获得纠正时,就会因代偿失调发生甲状腺功能低下。青春期、妊娠期、哺乳期、绝经期妇女,全身代谢旺盛,对激素需要量相对增加,引起长期 TSH 过多分泌,促使甲状腺肿大,这种情况是暂时性的。

(2)化学物质致生物合成障碍:非流行地区是由于甲状腺激素生物合成、分泌过程中某一环节的障碍,过氯酸盐、硫氰酸盐等可防碍甲状腺摄取无机碘化物,磺胺类药、硫脲类药、含有硫脲的萝卜、白菜等能阻止甲状腺激素的生物合成,引起甲状腺激素减少,也会增加 TSH 分泌增多促使甲状腺肿大。

(3)遗传性先天性缺陷:遗传性先天性缺陷,缺少过氧化酶、蛋白水解酶,也会造成甲状腺激素生物合成、分泌障碍,导致甲状腺肿大。

(4)结节性甲状腺肿继发甲亢:结节性甲状腺肿继发甲亢其原因尚不清楚。目前认为是由于甲状腺内自主功能组织增多,在外源性碘摄入条件下发生自主性分泌功能亢进。所以,甲状腺内自主功能组织增强是继发甲亢的基础。文献报道,绝大多数继发甲亢患者在发病前甲状腺内有结节存在,结节一旦形成即永久存在,对碘剂、抗甲状腺药物治疗无效。因此,绝大多数甲状腺结节有变为自主分泌倾向。据 N.D.查尔克斯报道,结节性甲状腺肿(结甲)66% 在功能组织内有自主区域,给予大剂量碘可能发展为 Plummer 病(结甲继发甲亢)。Plummer 病特有征象为功能组织是自主的,既不被 T_3,T_4 抑制,也不被 TSH 刺激,一旦供碘充足,就无节制的产生过多甲状腺激素。总之,摄取碘过多是继发甲亢发生的外因,甲状腺本身存在的结节,自主性功能组织增强,是继发甲亢发生的内因,外因通过内因而起作用,此时继发甲亢明显而持久。

(5)甲状腺疾病与心血管疾病的关系:甲状腺疾病与心血管疾病的关系早已被人们注意。多数人推荐,对所有后半生心脏不好的患者,血清 T_3,T_4 测定作为常规筛选过程。继发甲亢时儿茶酚胺产生增加,引起心肌肥厚、扩张、心律不齐、心肌变性,导致充血性心力衰竭,是患者死亡的原因。继发甲亢治愈后,心脏病的征象随之消失。有人认为,继发甲亢仅是原发心脏病的加剧因素。

(6)结甲合并高血压:结甲合并高血压发病率较高,继发甲亢治愈后血压多数能恢复正常。伴有高血压结甲患者,血液中有某种物质可能是 T_3,高血压是 T_3 毒血症的表现。T_3 毒血症是结甲继发甲亢的早期类型。T_3 引起高血压可能是通过抑制单胺氧化酶、N-甲基转移酶以减少儿茶酚胺的分解速度,使中枢、周围神经末梢儿茶酚胺蓄积,甲状腺激素可能增强心血管组织对儿茶酚胺的敏感性,T_3 可通过加压胺的作用使血压增高。T_3 增多,可能为病史较久的结甲自主性功能组织增加,摄碘量不足时优先分泌 T_3 之故。说明结甲合并高血压是隐性继发甲亢的表现形式。

(7)患者长期处于缺碘环境中,患病时间长,在此期间缺碘环境改变或给予某些治疗可使病理改变复杂化。由于机体长期严重缺碘,合成甲状腺激素不足,促使垂体前叶 TSH 反馈性增高,甲状腺滤泡上皮增生,胶质增多,胶质中存在不合格甲状腺球蛋白。缺碘暂时缓解时甲状腺滤泡上皮细胞可重新复原,但增多的胶质并不能完全消失。若是缺碘反复出现,则滤泡呈持续均匀性增大,形成胶质性弥漫性甲状腺肿。弥漫性增生、复原反复进行时,在甲状腺内有弥漫性小结节形成,这些胶质性结节胶质不断增多而形成潴留性结节。在肿大甲状腺内某些区域对 TSH 敏感性增高呈明显过度增生,这种局灶性增生发展成为可见的甲状腺结节,结节中央常因出血、变性、坏死发生中央性纤维化,并向包膜延伸形成纤维隔,将结节分隔成大小不等若干小结节,以右侧为多。在多数结节之间的甲状腺组织仍然有足够维持机体需要的甲状腺功能,在不缺碘的情况下一般不引起甲状腺功能低下(甲减),但处于临界点的低水平。结甲到晚期结节包膜增厚,血管病变,结节间甲状腺组织被结节压迫,发生血液供应障碍而变性、坏死、萎缩,失去功能,出现甲减症状。

(8)甲状腺激素过多、不足均可引起心血管病变,年老、久病的巨大结节性甲状腺肿患者,由于心脏负担过重,亦可致心脏增大、扩张、心力衰竭。

(9)结甲钙化发生率为85%～97.8%,也可发生骨化。主要是由于过度增生、过度复原反复进行,结节间血管变性、纤维化、钙化。甲状腺组织内出血、供血不良、纤维增生是构成钙化的重要因素。

(10)结甲囊性变发生率为22%,是种退行性变。按囊内容物分为胶性、血性、浆液性、坏死性、混合性。

(11)结甲继发血管瘤样变是晚期结甲的退行性改变,手术发现率为14.4%。结节周围或整个腺体被扩张交错的致密血管网所代替,与海绵状血管瘤相似,有弹性感,加压体积略缩小,犹如海绵,无血管杂音,为无功能冷结节。

(12)结甲继发甲状腺炎。化脓性甲状腺炎见于结节坏死、囊肿合并感染,溃破后形成瘘管。慢性淋巴性甲状腺炎为免疫性甲状腺炎病理改变,病变分布极不均匀,主要存在于结节周围甲状腺组织中。

(13)结节巨大包块长期直接压迫,引起气管软骨环破坏、消失,由纤维膜代替,或软骨环变细、变薄,弹性减弱,导致气管软化。发生率为2.7%。

二、诊断

(1)结甲常继发甲减症状,临床表现为皮肤苍白或蜡黄、粗糙、厚而干、多脱屑,四肢冷,黏液性水肿。毛发粗,少光泽,易脱落,睫毛、眉毛稀少,是由黏多糖蛋白质含量增加所致。甲状腺肿大,且为多结节型较大甲状腺肿,先有甲状腺肿以后继发甲减。心肌收缩力减退,心动过缓,脉率缓慢,窦性心动过缓,低电压T波低平,肠蠕动变慢,故患者厌食、便秘、腹部胀气、胃酸缺乏等。肌肉松软无力,肌痉挛性疼痛,关节痛,骨密度增高。跟腱反射松弛时间延长。面容愚笨,缺乏表情,理解、记忆力减退。视力、听力、触觉、嗅觉迟钝,反应减慢,精神失常,痴呆,昏睡等。性欲减退,阳痿,月经失调,血崩,闭经,易流产,肾上腺功能减退,呼吸、泌尿、造血系统均有改变。在流行区任何昏迷患者,若无其他原因解释都应考虑甲减症所致昏迷。基础代谢率(BMR)−20%～−50%。除脑垂体性甲减症外,血清胆固醇值均有显著增高。甲状腺^{131}I摄取率显著降低。血清FT$_3$值低于3 pmol/L,FT_4值低于9 pmol/L。TSH 可鉴别甲减的原因。轻度甲减TSH 值升高。若 FT_3 值正常、TSH 值升高,甲状腺处于代偿阶段。TSH 值低或对促甲状腺激素释放激素(TRH)无反应,为脑垂体性甲减。甲状腺正常,TSH 偏低或正常,对 TRH 反应良好,为下丘脑性甲减。血清甲状腺球蛋白抗体(ATG)、甲状腺微粒抗体(ATM)阳性反应为原发性甲减。有黏液性水肿可除外其他原因甲减。甲减症经 X 线检查心脏扩大、心搏缓慢、心包积液,为黏液性水肿型心脏病。心电图检查有低电压、Q-T 间期延长、T 波异常、心动过缓、心肌供血不足等。

(2)结甲合并高血压除有血压增高、甲状腺肿大、压迫症状外,还有心悸、气短、头晕等,无眼球突出、震颤。收缩压 ≥23.1 kPa(160 mmHg),舒张压 ≥12.7 kPa(95 mmHg),符合二者之一者可诊断为结甲合并高血压症,血压完全恢复正常水平为痊愈,收缩压、舒张压其中一项在可疑高血压范围为好转。

(3)临床上以 X 线片检查结甲钙化较为方便可靠,并能显示钙化形态。以往甲状腺钙化被认为是良性结节退化,由于乳头状癌也可发生钙化,故引起学者们的重视。甲状腺癌钙化率约 62.5%。良性肿瘤多呈斑片状、团块状、颗粒大、密度高、边缘清楚,圆形或弧形钙化表示肿块有囊性变。乳头状癌中有砂粒瘤形成,可发生在腺泡内或间质中,常见于乳头尖端,可能是乳头尖端组织发生纤维性变、透明样变。由于体液内外环境改变,表现为细胞外液相对碱性,降低了细胞呼吸,二氧化碳产物减少,可能改变钙、磷的浓度,产生钙盐沉积。近年来,提出糖蛋白理论,认为粘蛋白是一种糖蛋白,它对钙有很大亲和力,故甲状腺癌的钙化率相当高。钙化颗粒大小与肿瘤分化程度有关,颗粒越粗大肿瘤分化越好。砂粒样钙化为恶性肿瘤所特有,多是乳头状癌。粗大钙化中有 1/10～1/5 是恶性肿瘤,其中滤泡癌占比例较大。髓样癌是粗大钙化、砂粒钙化混合存在。坚硬如石的钙化、骨化灶直接长期压迫磨损气管壁,致无菌坏死,引起气管软化。胸骨后的钙化影像可作为诊断胸内甲状腺的佐证之一。

(4)结甲囊变率 57.9%。由于长期缺碘,甲状腺组织过度增生、过度复原,发生血管改变,出血、坏死导致功能丧失,形成囊肿。囊肿越大,对甲状腺破坏也越大,是不可逆的退行性变。囊肿生长较快,结节内出血可迅速扩大产生周围器官压迫症状,以呼吸系统症状最显著。结节内急性出血囊肿发生都很突然,增长迅速,伴有疼痛、颈部不适,触之张力大,有压痛。B 超检查为实性或囊性,在鉴别诊断上有肯定的价值。针吸细胞学检查、X 线检查均为重要诊断方法。

(5)结甲合并血管瘤样退行性变的诊断,主要靠手术中观察、病理学检查。

临床表现多种多样,常见有海绵状血管瘤样变、静脉瘤样变,手术前难以正确诊断。

三、治疗

(一)碘治疗

因长期严重缺碘的继发性病变,破坏甲状腺组织,导致机体代偿机能失调而发生甲减。由于机体碘摄入不足,产生甲状腺激素量不足,应当给予足量碘治疗,可获得治愈。必要时辅以甲状腺激素治疗,心脏病患者初治剂量宜小,甲状腺片 $20\sim40$ mg/d 或优甲乐 $50\sim100$ μg/d,根据治疗效果增加至甲状腺片 $80\sim240$ mg/d或优甲乐 $100\sim300$ μg/d。治疗 $2\sim3$ 周症状消失后,再适当减少剂量以维持。结节性甲状腺肿合并高血压,手术前给利血平、他巴唑 $3\sim5$ 天,手术后未用降压药者有效率 97.5%。手术后无效患者,高血压可能非结甲所致。结甲继发钙化用碘盐治疗,不能使甲状腺缩小而使钙化加重,不行手术切除很难治愈。结甲继发囊性变碘剂治疗无效,还有可能发生多种并发症,并有发生癌变可能性,感染发生率3.18%,恶变率 2%~3%。结甲继发血管瘤样变不能被碘剂、其他药物治愈,放疗也难以奏效。

(二)手术治疗

(1)由于结甲多数为大小不等结节、囊肿坏死、化脓成瘘等致甲状腺组织损害,使甲状腺功能不足,可以手术将压迫甲状腺组织的无功能结节切除,清除炎性病变,剩余甲状腺组织可以复原。手术后辅以甲状腺片或优甲乐治疗,以弥补甲状腺功能不足,对残留的小结节也有抑制作用以预防复发。将压迫甲状腺的结节,损害甲状腺组织的脓肿、瘘管尽量切除干净,但必须最大限度保留甲状腺结节、脓肿周围的甲状腺组织。有些患者手术后可出现永久性甲减。近年来,采用带血管同种异体甲状腺移植、胎儿甲状腺组织移植,有一定效果。但是,技术复杂,难以达到长远疗效,还是应用药物替代治疗为宜。

(2)结甲继发钙化,不行手术切除难以治愈。若整个腺叶钙化或钙化位于气管壁处时,应行包括钙化全部甲状腺肿的大部分切除,不可将钙化灶挖出,钙化灶、腺肿部分切除,难免造成较大的、坚硬的、无法结扎缝合的渗血创面。结甲的血管变化以动脉变性、钙化最常见,常为甲状腺动脉颗粒状钙盐沉积、内弹力膜断裂、毛细血管广泛玻璃样变。由于血管钙化、变脆、易断裂,手术中处理血管,尤其动脉不可过分用力钳夹,以防动脉被夹断。结扎动脉用线、用力要合适,以防割断钙化血管。

(3)结甲继发囊性变,囊肿直径不超过 1 cm 可以观察,直径超过 3 cm 以上穿刺抽液治疗易复发可行手术切除,较大囊性结节 5%～23% 为恶性,故应尽早手术切除。手术方式的选择视具体情况而定,手术中要注意保留甲状腺后包膜,以避免切除甲状旁腺,损伤喉返神经。

(4)结甲继发血管瘤样变手术切除是唯一的治疗方法,手术中应防止大出血,手术中应先谨慎结扎甲状腺主要的动脉和静脉,然后做包膜内甲状腺次全切除,可避免切除肿瘤时出血较多的危险。

第二节　高碘性甲状腺肿

环境缺碘可引起甲状腺肿大,环境含碘过高也能使甲状腺肿大。高碘性甲状腺肿,又称高碘致甲状腺肿,就是由于机体长期摄入超过生理需要量的碘所引起的甲状腺肿。大多数是由服用高碘食物或高碘水所致,属于地方性甲状腺肿的特殊类型,也有由长期服用含碘药物所致的甲状腺肿称为散发性高碘性甲状腺肿。

一、流行病学

(一)地方性高碘性甲状腺肿

长期服用海产品或含碘量高的深井水引起的甲状腺肿,根据高碘摄入的途径,地方性高碘甲状腺肿可分为食物性及水源性两类。

1.食物性高碘性甲状腺肿

含碘丰富的海产品,主要是海藻。国内的报道,山东日照市沿海居民常年服用含碘量较高的海藻类食物,其甲状腺肿发病率增高。广西北部湾沿海的居民高碘甲状腺肿,成人患病率高达 7.5%,中小学生患病率为 38.4%,据了解是由食用含碘量高的海橄榄嫩叶及果实所致。

2.水源性高碘性甲状腺肿

水源性高碘性甲状腺肿是由我国首次于 1978 年在河北省黄骅县沿海居民中发现的。该地区居民原来吃含碘量不高的浅井水时甲状腺肿的患病率不高,后来改吃含碘量较高的深井水后甲状腺肿患病率增高达 7.3%。此种高碘性甲状腺肿与海水无关,很可能是古代海洋中富碘的动、植物残体中的碘,经无机化溶于深层水中形成。除沿海地区外我国亦首次报道了内陆性高碘性甲状腺肿，新疆部分地区居民饮水含碘量高，居民高碘甲状腺肿患病率为 8.0%。山西省孝义县、河北新城县亦有由饮用高碘水所致的甲状腺肿发病率增高的报道。

(二)散发性(非地方性)高碘性甲状腺肿

母亲在妊娠期服用大量碘剂，则所生婴儿可患先天性甲状腺肿。甲状腺功能正常的人，长期接受药理剂量的碘化物，如含碘止咳药物，则有 3%～4% 的人可发展为有或无甲状腺功能低下(甲低)的甲状腺肿。综合国内外报道，应用碘剂(含碘药物)后出现甲状腺肿时间短，数周，长者达 30 年，年龄自新生儿到 70 余岁，但半数以上为 20 岁以下年轻人，每天摄碘量为 1～500 mg。

二、发病机制

碘过多引起甲状腺肿大的机制，目前所知甚少。一般认为主要由碘阻断效应所致。无论是正常人或各种甲状腺疾病患者，给予大剂量的无机碘或有机碘时，可以阻止碘离子进入甲状腺组织，称为碘阻断现象。碘抑制了甲状腺内过氧化酶的活性，从而影响到甲状腺激素合成过程中原子碘的活化、酪氨酸的活化及其碘的有机化过程。甲状腺激素合成过程中，酪氨酸的碘化过程其酪氨酸与碘离子必须在过氧化酶的两个活性基上同时氧化才能结合，当碘离子过多时，过氧化酶的两个活性基，均被碘占据了。于是造成酪氨酸的氧化受阻，产生了碘阻断，不能形成一碘酪氨酸和二碘酪氨酸，进而使 T_3 及 T_4 合成减少。另外碘还有抑制甲状腺分泌(释放)甲状腺素的作用。其机制至今未完全阐明，有两种学说，一般认为过量的碘化物抑制谷胱甘肽还原酶，使甲状腺组织内谷胱甘肽减少，影响蛋白水解酶的生成，因而抑制了甲状腺素的释放。另有人认为是由过量的碘化物抑制了甲状腺滤泡细胞内第二信使 cAMP 的作用所致，并提出这种作用的部位是在细胞膜上腺苷酸环化酶的激活。甲状腺素合成和释放的减少，反馈地使脑腺垂体分泌更多的 TSH，使甲状腺增生、肥大，形成高碘性甲状腺肿。

需要指出的是，碘阻断及碘对甲状腺分泌甲状腺素的抑制作用都是暂时的，而且机体可逐渐调节适应，这种现象称为"碘阻断的逸脱"。因此，我们见到许多甲状腺功能正常而患其他疾病的患者需要服用大量碘剂时，大多数并不产生甲状腺肿大，而且血中甲状腺素的水平也在正常范围。多数人认为在甲状腺本身有异常的患者，如慢性淋巴细胞性甲状腺炎(桥本甲状腺炎)、甲亢合并有长效甲状腺素(LATs)、甲状腺刺激抗体、抗微粒体抗体或甲状腺抑制抗体存在时，以及一些未知的原因，机体对碘阻断和对甲状腺分泌甲状腺素的抑制作用失去了适应能力,则可导致甲状腺功能减退症状的发生以及引起"碘性甲状腺肿",即"高碘性甲状腺肿"。

三、病理表现

高碘性甲状腺肿,腺体表面光滑,切面呈胶冻状,琥珀色,有的略呈结节状。光镜下见甲状腺滤泡明显肿大,上皮细胞呈柱状或上皮增生2~4层,有新生的筛孔状小滤泡。有的滤泡上皮断裂,滤泡融合、胶质多,呈深红色,上皮扁平。来惠明等用小鼠成功地复制了高碘性甲状腺肿的动物模型。电镜下可见极度扩大的泡腔中有中等电子密度的滤泡液,滤泡上皮细胞扁平,核变形,粗面内质网极度扩张,线粒体肿胀,溶酶体数量增多,细胞微绒毛变短且减少。

四、临床表现

高碘性甲状腺肿的临床表现特点为甲状腺肿大,绝大多数为弥漫性肿大,常呈Ⅰ~Ⅱ度肿大。两侧大小不等,表面光滑,质地较坚韧,无血管杂音,无震颤,极少引起气管受压的表现,但新生儿高碘性甲状腺肿可压迫气管,重者可致窒息而死。高碘性甲状腺肿可继发甲亢,部分患者亦可出现甲状腺功能减退症状,但黏液性水肿极少见。

实验室检查:尿碘高,24小时甲状腺摄碘率低,常在10%以下。过氯酸钾释放试验阳性($>10\%$)。血浆无机碘及甲状腺中碘含量均显著增高。血清中T_3稍高或正常,T_4稍低或正常,T_3/T_4比值增高。血清TSH测定大多数在正常范围,只有部分增高。

五、诊断

对有甲状腺肿大表现,有沿海地区或长期服用海产品或含碘高的深井水或含碘药物史者,通过甲状腺摄碘率下降,过氯酸钾释放试验阳性,尿碘高即可诊断。

六、预防和治疗

对散发性高碘甲状腺肿,尽量避免应用碘剂或减少其用量并密切随访。对地方性高碘性甲状腺肿,先弄清楚是食物性还是水源性。对食物性者改进膳食,不吃含碘高的食物;对水源性者应离开高碘水源居住,或将高碘水用过滤吸附,电渗析法降碘后饮用。

治疗上一般多采用适量的甲状腺素制剂,以补充内生甲状腺素的不足,抑制过多的TSH分泌,缓解甲状腺增生。常用剂量:甲状腺素片,每次40 mg,2~

3 次/天,口服。或左甲状腺素片(优甲乐)50～150 μg,1 次/天,口服,可使甲状腺肿缩小或结节缩小,疗程 3～6 个月。停药后若有复发可长期维持治疗。

对腺体过大产生压迫症状,影响工作和生活,或腺体上有结节疑有恶性变或伴有甲亢者,应采用手术治疗。术后为防止甲状腺肿复发及甲状腺功能减退可长期服用甲状腺素。对有心血管疾病的患者及老年人应慎重应用甲状腺制剂。

第三节　胸骨后甲状腺肿

胸骨后甲状腺肿的发生率占甲状腺肿的 1％～15％,产生较大差别的原因考虑与诊断标准有关。胸骨后甲状腺肿与颈部甲状腺所患的疾病一样,可以是甲状腺肿、甲状腺腺瘤、甲状腺功能亢进、炎性疾病和甲状腺癌等。

一、诊断

胸骨后甲状腺肿的诊断可依靠以下几点:①患者的症状。由于胸骨后甲状腺的特定位置,容易造成对周围组织的压迫,特别是对气管、食管、神经和血管的压迫,而产生相应的症状。②体格检查。可见甲状腺肿大,而甲状腺的下极不能触及,往往伴随气管的移位。③影像学检查。X 线胸片后前位、甲状腺 CT 扫描及 MRI 等,甲状腺 B 超对判断甲状腺的囊实性及深入胸腔的深度是一种可靠而经济的检测手段。④放射性核素扫描。

二、治疗

(一)手术方式

胸骨后甲状腺肿一旦确诊应尽早手术治疗,即使无明显压迫症状也应及早手术。手术进路有以下 3 种。

(1)颈部低位领切口进路。绝大多数病例可经此顺利完成。

(2)颈胸联合胸骨切开手术进路。其适应证包括:胸骨后甲状腺从胸廓入口取出困难;曾有手术史,有瘢痕粘连者;术中有明显出血倾向时。

(3)开胸进路。对于诊断不明确或较大的坠入胸内的甲状腺肿,不能从颈部切口者,以及不伴有颈部肿物的胸内甲状腺采用此径路。有作者建议对所有甲状腺患者一律首先采用颈部入路手术。

（二）手术注意事项及并发症的预防

（1）术前、术中要估计气管受压的程度。

（2）术中应解剖并保护喉返神经。

（3）术中要有效地控制甲状腺的血供。在颈部血管未处理前，不应盲目地以手指伸入胸骨后进行探查，以防引起血管破裂大出血。甲状腺的上下组动、静脉均应双重结扎并缝合。

（4）分离腺体时一定要在甲状腺的内外被膜之间分离解剖。

（5）囊性肿物，可先吸除囊液。腺体较大，与周围组织粘连，完整一次切除有困难者，可化整为零，先切除部分腺体，从而扩大手术视野，其余腺体可便于分离。

第四节　毒性多结节性甲状腺肿

毒性多结节性甲状腺肿是一种在多结节性甲状腺肿基础上发生的甲亢，发生甲亢前多结节性甲状腺肿已存在多年，多见于 50 岁以上的患者，女性发病率多于男性数倍，占甲亢的 5%～15%。

一、临床表现

与 Graves 病有别，病情一般较轻，常突出表现为某一器官或系统的症状，尤其是心血管系统，如心律失常、心力衰竭等。无突眼，无胫前黏液性水肿。甲状腺肿大多严重，可触及多个结节，常向胸骨后延伸，往往造成压迫症状。

实验室检查可见甲状腺激素水平仅轻度升高，甲状腺摄^{131}I率增加不明显。TSH 低下或测不出及对 TRH 兴奋实验无反应提示为甲状腺毒症。甲状腺^{131}I扫描可见放射碘呈不均匀的弥漫性分布，或集中于数个散在的结节上。

二、治疗

本病治疗比较困难。虽然抗甲状腺药物、甲状腺次全切除术和放射性碘治疗均可酌情选用，但对大多数患者应选择放射性治疗。本病不能自动缓解，若用抗甲状腺药物治疗，需长期服用不能停药。手术治疗复发率高，且因患者年老体弱而受限，但如甲状腺过大有局部压迫症状，则须手术治疗。术前准备采用抗甲状腺药物,慎用碘剂,以免可能加重甲亢。由于甲状腺体积较大,对¹³¹I摄取率无明显增加,故所需放射性碘剂量比治疗 Graves 病时采用的剂量大。1 次放射性碘治疗很难使所有结节全部破坏,所以常需多次重复放射碘治疗。放射碘治疗前应先用抗甲状腺药物准备至甲功正常,普萘洛尔也常用于放射碘治疗前后。治疗前 3～5 天停用抗甲状腺药物,放射碘治疗 7 天后恢复抗甲状腺药物治疗,经 6～8 周后逐渐减量至停药。如甲亢复发,再给予第 2 个疗程。

第五节 碘 缺 乏 病

一、概论

(一)定义

机体因缺碘而导致的一系列障碍被统称为碘缺乏病。由于碘作为一种微量元素是机体不可缺少的营养物质,因此该病的本质是一种营养缺乏症。人体碘的摄入主要来源于食物和饮水,机体的缺碘是与人类所生存的自然环境的碘缺乏有关,故它也是一种地方病。碘元素是合成甲状腺激素所必需的基本原料,碘缺乏病实际上是由于甲状腺激素合成不足而导致的病理障碍,所以,实质上也属于内分泌疾病。

碘缺乏病的临床表现主要取决于缺碘的程度(轻、中、重)、缺碘时机体所处的发育时期(胎儿期、新生儿期、婴幼儿期、青春期、成人期)以及机体对缺碘的反应性或对缺碘的适应代偿能力。人类对碘缺乏的认识,首先是从地方性甲状腺肿大和地方性克汀病开始的,这是缺碘所造成的最为熟知、最易被发现的两种疾病。20 世纪 70 年代以来,人们发现缺碘的损害远不是这两种表现形式。它的损害是由轻到重的一个广泛谱带,不仅表现在亲代,还严重累及子代,影响妇女的生育能力,特别是造成为数众多的以轻度智力落后为主要特征的亚临床型克汀病。20 世纪 80 年代以来,科学家们注意到缺碘对人类的主要损害不再是地方性甲状腺肿大,而是造成不同程度的脑发育落后,严重影响病区的人口素质,并阻碍病区经济文化的发展。这一严重的公共卫生问题已不能用地方性甲状腺肿大和地方性克汀病的病名来加以概括,仅就居住在缺碘地区的所谓正常人来说,也很难排除因缺碘而造成的对生长、发育、智能的轻微影响,他们实际上也是缺碘的受害者,只是表现程度不同而已。1983 年 Hetzel 提出了"碘缺乏病"的术语来命名因缺碘而造成的一系列影响。这一新命名的确立,突出了病因,对该病的防治有重大的指导意义,使人们从经典的甲状腺肿的概念转移到全新认识水平上来,即缺碘主要影响脑的功能。因此,这一术语很快被人们接受。

(二)历史现状

中国的碘缺乏病的研究除了古代医学文献记载之外,近代(20 世纪 30 年代)美国学者在河北省遵化县,日本军医在承德地区做过流行病学调查;姚寻源和姚永政于 1940 年在云南 37 个县的调查报告,是近代中国学者所做的最重要的一次流行病学报告,他们同时在平浪盐矿进行食盐加碘,成为我国大规模防治的开拓者。中华人民共和国成立以后,尽管在某些省份如山西、河南、安徽等地有过个别报告或小范围的防治,但建国后真正进行大规模调查和防治始于河北省。1950 年河北省省长杨秀峰发现迁西县的痴傻患者,并送患者到天津市总医院治疗。20 世纪 50 年代初建立了中国第一支专业机构——河北省甲状腺肿防治大队,开始了对唐山地区的调查。1956 年在制定我国第一个内分泌科研规划中便把地甲病列为重点。1956 年在朱宪彝的领导下,在承德地区组织了天津医学院、河北医学院参加的多学科的大规模流行病学调查和临床研究,证实了地方性克汀病也是因缺碘而造成的一种地方病,地甲病和地方性克汀病的病因都是碘缺乏,并开始了食盐加碘的防治观察,这个研究持续达 5 年之久。1964 年和1965 年他又组织了两次学术会议推动了碘缺乏病的研究和防治工作。1960 年成立了"中共中央北方地方病防治领导小组"(北办),当时地方性甲状腺肿大未列入重点。1966 年因某些原因而中断,1973 年北办重新建立,开始了对碘缺乏病的大规模调查和防治,并先后推广了食盐加碘。80 年代北办、南办合并为"中共中央地方病领导小组",1986 年党政分开,中地办撤消,地方病防治工作由卫生部统一领导。1993 年国务院召开了"中国 2000 年实际消除碘缺乏病目标动员大会",再次推动了全国碘缺乏病的防治工作,并要求在 2000 年以前在中国消除碘缺乏病。

(三)现代状况

碘缺乏病是全球普遍存在的地方病,已经构成了严重的公共卫生问题。除少数地区和国家外,目前已知有 130 个国家存在碘缺乏病。除了欧洲阿尔卑斯山区和北美大湖区因多年推广碘盐已基本控制外,目前碘缺乏病主要分布于亚洲、非洲等国家。为在全球消灭碘缺乏病,联合国儿童基金会于 1990 年在纽约召开了有 77 国元首、政府首脑及其代表参加的世界儿童会议,会议通过的宣言明确要求在 2000 年全球消除碘缺乏病。这样,控制碘缺乏病的问题被列入各国元首的议事日程。会议以后,李鹏总理代表中国签了字,对此作了庄严承诺。

中国是受碘缺乏严重威胁的国家之一,据目前估计,全国各省、市、自治区均存在程度不同的碘缺乏,约有 4.25 亿人口生活于缺碘地区,占全国人口的 40%,占世界受碘缺乏威胁人口(10 亿)的 40%,分布于 1762 个县,26 854 个乡。20 世纪 70 年代防治前粗略统计,地方性甲状腺肿大患者 3 500 万人,典型地方性克汀病患者 25 万人。由于地方性克汀病的诊断标准制定较晚,基层卫生人员判定困难,故实际存在的地方性克汀病患者要大于 25 万人。大规模防治后,病情迅速下降,但目前仍有甲肿 700 万人,地方性克汀病患者 19 万人。更为严重的是还有数目更大但不甚详知的地方性克汀病患者,据估计也有数百万之多。据测定,病区(主要为中、重度病区)学龄儿童的 IQ 比正常人低 10~15 个百分点,而病区每年约出生 600 万人,这将严重影响儿童的智力发育。如此众多的弱智儿童的出生对我国人口素质和经济文化发展带来难以弥补的损失。近年来由于非碘盐行销病区,使原已得到控制的病情又有所回升。1993 年,国务院在北京召开了"中国 2000 年实际消除碘缺乏病目标动员会",制定了一系列备战对策,要求在 2000 年以前中国消除碘缺乏病,这些对策包括以下几方面。

(1)成立以国务委员为领导的国务院协调领导小组,对于碘缺乏病防治有关的部、局(如轻工、商业、盐业、工商部门、卫生部、教委、医药总局等)进行统一领导与协调。

(2)用碘酸钾取代碘化钾,以确保碘盐中碘浓度的稳定。

(3)1995 年底以前实行全民食用盐加碘。

(4)畜牧用盐和食品加工业用盐一律使用碘盐。

(5)对盐的销售实行专营,对批发、销售碘盐实行许可证制度,保证碘盐供应,彻底杜绝非碘盐进入市场。

二、碘缺乏病的疾病谱带

1983 年提出了碘缺乏病的术语,取代过去传统的术语——地方性甲状腺肿与地方性克汀病。这一新概念是指缺碘对生长发育所造成的全部影响,它反映了缺碘对人类健康损害的全貌,从轻至重以及亚临床损伤,过去称谓的地方性甲状腺肿大与地方性克汀病不过是碘缺乏病的两个明显表现罢了。缺碘对个体的损伤取决于缺碘的程度、持续时间、机体所处的发育阶段以及机体对缺碘的反应性。如果一个正常儿童或成人进入缺碘病区，由于碘摄入不足，大约于 3 个月以后即可出现明显的甲状腺肿。甲状腺肿及其并发症则是缺碘主要表现。然而对于长期居住或出生于缺碘地区的居民来讲，特别是他们的下一代，缺碘的损害则是广泛的。

根据碘缺乏病的定义，所有的缺碘损害都可由于纠正碘缺乏而得到预防；多数障碍通过碘缺乏的纠正而得到有效治疗但有的损害，如胎儿期的障碍、智力发育障碍则是不可逆的或大部分不可逆的。表中所列的碘性甲亢是因补碘纠正碘缺乏后的一种并发症，主要发生于 45 岁以上的有长期缺碘史的人，由于早期纠正碘缺乏完全可以预防其发生，故也列在碘缺乏病的谱带中。

三、病因学

碘缺乏病是由于碘摄入不足所致，人类生活的外环境碘缺乏是造成本病大规模流行的最基本的原因。土壤中的碘不足，导致生长的植物中碘不足，当地的动物摄碘也不足。因此生活在这种地区的人们，以当地的水、植物、动物为主要食物，导致碘摄入减少而发病。

(一)碘的生态学

碘是合成甲状腺激素的重要原料，因此了解碘的生态学对研究碘缺乏病的病因、流行病学及防治具有重要意义。碘的生态学是研究碘在自然界的分布，碘在自然环境与生物间的传递、转移以及碘与生物体之间关系的科学。碘的原子序数 53，原子量 126.9，化学符号 I。它是一种活泼元素，属强氧化剂，常温下以晶体形式存在，呈蓝色，高温下发生升华，不易溶于水但易溶于有机溶剂。自然界中的碘多以化合物形式存在。

1.碘在自然界中的分布

碘广泛分布于岩石、土壤、空气和水中，在地球元素的含量居第 47 位。在无机界中(表 7-1)以火成岩土壤含量最高(9 mg/kg)；空气以海洋上空的空气含量最高(100 μg/L)，而沿海地区的空气含量则大大下降，大陆空气一般低于 1 μg/m³；海水的碘含量大大高于河水，河水中的碘主要来自土壤，因此河的上游含碘量低，而下游较高，丰水期高于枯水期。居民饮用水(河水或井水)在一定程度上反映了土壤中的碘含量，因此常常作为外环境碘含量的主要指标。从流行病学上看，水碘低于 5 μg/L 则可能会有碘缺乏病的发生。

表 7-1　无机界中的碘含量

无机物	碘含量($\mu g/L$)
海洋空气	100
陆地空气	0.7~1
海水	50
河水	5
火成岩土壤	9 000
沉积岩土壤	4 000
变质岩土壤	5 000
一般泥土	400

有机物的碘含量见表 7-2。植物从土壤和水中吸收碘,因此碘被浓集。故植物的含碘量高于外环境,被称为碘的一级浓集。动物吃了植物,使动物体内含碘量高于植物,是碘的二级浓集。人类进食动植物,使碘再次浓缩,这是碘的三级浓集。由于海水的碘含量很高,因此海产品的碘含量高于陆生动植物。动物性食物的碘含量大于植物性食物,奶、蛋则大于一般肉类。同样的缺碘环境,如果以动物性食品为主,碘缺乏病发生的可能性就会变小,如在我国青海省,同样是缺碘,但牧民很少患碘缺乏病,而该病多集中在农业区。缺碘病区多分布在山区、交通不便、人民生活水平低的地区,通常以当地出产的植物性食物为主,因此发病率高,在这个意义上讲,碘缺乏病是一种"穷病"。朱宪彝教授曾经预言,如果将来人民生活水平提高,交通发达,食物来源多样化(外地食品进入病区),动物性食品为主,大多数轻、中度缺碘地区的碘缺乏病会自然消失。

表 7-2　常见食物的碘含量

食物	碘含量(范围)
海带	2 000
海鱼	832(163~3 180)
贝类	789(308~1 300)
淡水鱼	30(17~40)
鸡蛋	93
牛奶	47(35~56)
肉类	50(29~97)
水果	18(10~29)
蔬菜	29(12~201)

续表

食物	碘含量(范围)
豆类	30(23～36)
谷物类	47(22～72)

注:以上为鲜重时的碘含量。单位 μg/kg。

2.碘在自然界的循环

图 7-1 显示了碘的循环。自然环境中的碘是随水的流动而转移,河水的碘来自土壤,随着水流向下游流动,碘浓度有所增加。陆地上碘的分布呈山区＜半山区＜平原,而河水碘浓度恰好是下游大于上游,这与碘缺乏病的地理分布是一致的。河水流入大海,使海水碘浓度上升,加上岩石中的碘溶解于海水中,因而海洋成为自然界的碘库。海水中的碘通过蒸发每年以 400 000 吨的量进入大气,空气的碘又以雨水形式回落到土壤,使得土壤中的碘得到补充。

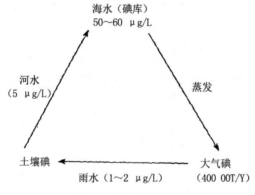

图 7-1　碘在自然界的循环

3.碘的代谢

人体含碘总量为 30 mg(20～50 mg)。甲状腺浓集碘的能力很强,故甲状腺含碘量最多(8～15 mg),其他脏器如唾液腺、乳腺、生殖腺、胃黏膜也可浓集碘。人体碘的来源如下:80%～90%来自食物,10%～20%来自饮水,约 5%来自空气。消化道、皮肤、黏膜、呼吸道均能吸收碘。碘在消化道以碘离子形式被吸收,胃肠道过多的钙、氟、镁会阻碍碘的吸收。进入血液的碘大多为甲状腺所浓集,多余的碘将从体内排出。排出途径主要是通过肾脏以尿的形式排出,大约占碘排出量的 85%,粪便排碘量占 10%,其余通过汗液和毛发排出。但哺乳期妇女,乳汁的排碘量很多,乳腺能浓集碘以满足婴幼儿对碘的需要,每天约排出 25 μg碘。人体每天碘需要量为 60～100 μg。由于食物中的碘因储存或烹调会有所损

失,而碘的吸收要受多种因素影响,故碘的供给量要大于需要量,一般为需要量的
2 倍。美国国家科学院粮食营养局建议碘的供给量为:成人(男、女)150 $\mu g/d$,孕妇
175 $\mu g/d$,乳母 200 $\mu g/d$。

在一个稳定条件下,人体碘的排出量基本上反映碘的摄入量。由于碘主要
经尿排出,因此尿碘则基本反映了碘的摄入量。人体尿碘低于 100 $\mu g/L$ 即提示
碘摄入不足,流行病学资料显示,尿碘低于 50 $\mu g/L$ 则会出现地方性甲状腺肿
大,低于 20 $\mu g/L$ 则几乎肯定会出现地方性克汀病。

(二)自然环境碘缺乏的原因

1.外环境碘缺乏是历史形成的

外环境碘缺乏大约在 100 万年以前的第四纪冰川期,由于冰川的融化、洪水
的冲刷,地壳表面含碘丰富的土壤几乎完全被冲刷掉而流入海洋。例如:地理学
家在瑞士阿尔卑斯山区的研究证实,冰川时期某些高地被冲走约 250 m 厚的土
壤和岩石。冲刷后的地壳由母岩重新形成新土壤,新土壤的碘含量很少,只有旧
土壤的 1/4。目前世界上现存的碘缺乏病区的分布大致与第四纪冰川覆盖区是
相同的。

2.洪水泛滥或冲积平原地区

如果反复遭受洪水冲刷,表层土壤丢失,也会使碘含量下降,故某些洪泛区
或冲积平原也可能是缺碘地区。

3.生态环境

生态环境遭受破坏,特别是植被的破坏,土壤表面被风、沙、雨水河流带走,
使碘大量丢失。因此土壤表面的裸露,碘可能被淋滤,这种现象在山区更明显。
中国的喜马拉雅山区、安第斯山和阿尔卑斯山区都是著名的严重缺碘地区,某些
高降雨量的高原地区也可以是碘缺乏地区。在中国北方的某山区,过去森林茂
盛,历史上没有碘缺乏病,但由于乱砍乱伐,使绿山变成了秃山,几十年后就成了
严重的碘缺乏病区。

外环境的碘缺乏导致机体摄碘不足是碘缺乏病的基本病因。这一观点已经
被确认,其根据如下。

(1)碘缺乏病区的外环境碘不足:世界上任何碘缺乏病流行的地区,其外环
境的碘都是低的。表 7-3 显示承德地区(病区)与一个非缺碘的正常地区(石家
庄)外环境碘含量的测定结果,充分说明承德这一重度缺碘地区的水、土、粮、菜
的碘含量远远低于非病区,而甲状腺肿的患病率显著高于非病区。

表 7-3　病区与非病区外环境碘含量与甲状腺肿患病率

项目	病区	非病区
水碘(μg/L)	0.86	4.35
土壤碘(mg/kg)	0.62	7.57
粮菜碘含量(μg/100 g)		
小米	3.34	12.89
高粱	3.87	5.56
玉米	7.99	26.76
西葫	7.10	15.56
大葱	9.85	15.22
甲状腺肿患病率(%)	25.2	2.2

（2）采用补碘的干预措施（碘盐或碘油）后，甲状腺肿很快得到控制，甲状腺肿大率和患病率下降，尿碘水平上升，甲减状态得到纠正，不再有新的克汀病发生。国内外数十年的防治经验证实，几乎所有用碘防治碘缺乏病的病区，都收到了令人满意的效果。

（三）其他原因

尽管缺碘是碘缺乏病的基本原因，但事实表明，碘缺乏不是唯一的病因。

因为部分地区缺碘程度相同，但碘缺乏的病情不同。例如扎伊尔的 Kivu 与 Ubagi 两个地区，缺碘程度相同，24 小时尿碘水平相近。但 Kivu 没有克汀病，甲肿率也不太高，而 Ubagi 甲状腺肿发生率明显大于 Kivu，克汀病发病率达 4.7%。一些地区补碘后，人群尿碘水平已经正常，但甲状腺肿依然没有消灭。这些事实说明，除缺碘外还可能存在其他原因。

（1）致甲肿物质是指影响或干扰甲状腺激素合成而最终引起甲状腺肿大的物质，去除这些物质后，甲状腺一般会恢复正常。常见的致甲肿物质：①含硫有机物，这种物质包括硫氰化物、异硫氰化物、甲肿素和二硫化物。其中硫氰化物（SCN^-）是最著名的致甲肿物质。如以木薯为主要食物，木薯含生氰糖甘，进入体内转化为 SCN^-。作为一价离子，SCN^- 与 I^- 竞争进入甲状腺上皮，I^- 进入减少而引起甲状腺肿，SCN^- 的作用可以因加大碘的摄入而被拮抗。因此当在低碘条件下，摄入过多的 SCN^- 时，可以加重甲状腺肿。故 Delange 根据尿中 I^-(ug)/SCN^-(mg)的比值来判断 SCN^- 的作用，当比值大于 3 时，不会造成地方性甲状腺肿大，接近 2 特别是小于 2 时，则可造成地方性甲状腺肿大流行并会导致黏肿型克汀病发生。②黄酮类可以抑制甲状腺过氧化物酶（TPO）的活性，也可抑制甲状腺激素的外周代谢，缺碘时这种作用更突出。小米、高粱、豆类均含有高浓度类黄酮的多聚体和寡聚体。以小米为主食（占主食 75％）的苏丹 Darfur 地区，就有广泛的地方性甲状腺肿大流行。③酚类（如间苯二酚）的作用类似硫脲类药物，干扰碘的有机化过程，从流行病学看，生产或以酚类为原料的工厂，有可能造成甲状腺肿；作为缺碘的地区，如存在此类物质，则使碘缺乏病的流行加重。酚类是煤碳转化过程中产生的，在内蒙煤田地区，因饮用煤田污染的水，使碘缺乏病的发病率明显增高。④高碘可导致碘缺乏病，碘摄入过多也对机体有害，造成高碘性甲状腺肿。一般见于长期摄入高碘食物或饮水者。中国最早见于河北省黄骅，是由于深井水含碘过高而引起的。短时期的高碘摄入，对甲状腺的作用机制与 WoIffchaIoff 效应有关，大剂量碘本身就抑制碘的摄取，通过抑制 TPO 而抑制 MIT 和 DIT 的合成，造成一时性 T_4 下降、TSH 升高。但这种阻断效应是暂时的，当机体适应后，阻断效应消失，称之为逃逸现象。长期摄入高碘，尽管机体的适应可使激素代谢维持正常，但由于胶质合成过多而潴留，高碘又抑制蛋白脱碘，最终导致滤泡腔扩大而形成甲状腺肿，病理检查也证实是一种滤泡胶体性甲状腺肿。⑤苯二甲酸酯、多卤烃、多环芳香烃、羟基吡啶这些物质也有很强的致甲肿作用，多见于工业污染区，煤田、页岩、石油地区的水源污染。⑥抗甲状腺药物，如：过氯酸盐、硫脲类等均可造成甲状腺肿，有的还可以通过胎盘影响胎儿发育。⑦水源的微生物污染：1908 年 Me Carrison 报道在喜马拉雅山区地方性甲状腺肿大沿河流分布，上游甲肿患病率 11.8％，而下游为 45.6％，凡不饮用此河水的居民，甲肿患病率降低，他认为是水源性污染而引起的中毒。后来在哥伦比亚及我国甘肃等地也有报道，污染的水源含大量大肠杆菌或其他细菌，造成地方性甲状腺肿大流行。有人证实大肠杆菌的代谢物含抗甲状腺物质，Gaitan 则发现饮水中革兰阴性菌可以使非致甲肿物质（邻苯二甲酸）转变为致甲肿物质（双羟苯甲酸）。因此在缺碘条件下，水源的细菌污染可促使甲状腺肿的发生。⑧其他微量元素。钙：在碘缺乏情况下，摄入高钙可加重甲状腺肿。在中国、原苏联、希腊等地均发现饮用含高钙的饮水与地方性甲状腺肿大流行有关。高钙导致甲状腺肿的机理可能与钙抑制碘的吸收导致促进碘从肾脏排出有关。氟：氟也属卤族元素，高氟条件下，氟与碘在进入甲状腺上皮时存在竞争性抑制，高氟也可抑制 IPO 的活性，国内许多省报道高氟地区甲状腺肿发病率增高。一般来讲，只有在低碘条件下，高氟才明显显示出它对甲状腺的作用。锌：锌缺乏可使肝脏脱碘酶活性增高，T_4 转变为 T_3 加强，故血浆 T_4 下降，可能会加重甲状腺肿和影响脑发育。硒:硒缺乏与碘缺乏的关系是 80 年代以来的研究热点。在中国,碘缺乏地区与硒缺乏病区往往是重叠的。目前已知硒是 I 型脱碘酶和谷胱甘肽过氧化物酶的重要组成成分。硒缺乏时可造成谷胱甘肽过氧化物酶活性下降,使自由基清除障碍而损伤甲状腺。因此,Dumont 认为同时缺碘缺硒,新生儿甲状腺对自由基的损伤敏感而造成甲状腺萎缩,故与黏肿型克汀病发病有关。但郭津发现,新疆地区以黏肿型地方性克汀病为多见,但不缺硒;青海贵德地区地方性克汀病患者谷胱甘肽过氧化物酶活性下降,该地区是缺碘缺硒地区,但神经型与黏肿型地方性克汀病没有差异,因此 Dumont 的假说又难以成立。缺硒时 I 型脱碘酶活性下降,$T_4 \rightarrow T_3$ 减慢;II 型脱碘酶(主要在神经系统)不含硒,但缺硒缺碘时,II 型脱碘酶活性也下降,使脑内 $T_4 \rightarrow T_3$ 减少,从而保护脑发育。目前大量实验资料证实缺硒时能加重缺碘所造成的损害。锂:锂用来治疗精神疾患,长期服用锂剂可造成甲状腺肿。锂可以被甲状腺上皮所浓集,上皮内锂的浓度可比血浆高 5 倍。锂对甲状腺的作用主要是抑制激素的释放;抑制碘的摄取。从流行病学上看,锂作为致甲肿物质见于饮水锂浓度过高,或一些地区的土壤锂浓度过高,这样才会影响当地人群甲状腺肿的发生。Gaitan 总结了上述致甲肿物质的作用机理并用图 7-2 予以概括。

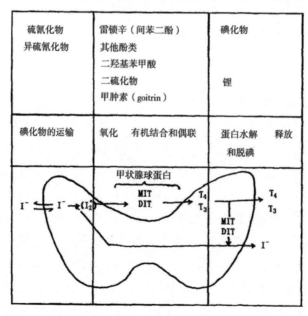

图 7-2　致甲状腺肿物质及其在甲状腺中的作用

(2)营养因素:碘缺乏病多流行在经济不发达的贫穷地区,往往贫病交加、互为因果导致恶性循环。这些居民不仅缺碘,其他营养物质的缺乏也是明显的,居民以植物性食物为主,动物蛋白摄入少,低蛋白、低热量与地方性甲状腺肿大等碘缺乏疾患的流行有关。Firro 在南美的研究发现,病区妇女注射碘油之后生育的儿童,其甲状腺肿和克汀病发病率明显下降,但仍有智力落后儿童出现。他的调查证实与热量不足、蛋白质缺乏有关。Aziz 在伊朗也发现维生素 A 和蛋白质缺乏与甲肿的流行有关。动物实验证实,蛋白质摄入不足也可导致甲状腺肿的发生。据认为蛋白质摄入不足可能与酪氨酸比例减少或甲状腺球蛋白减少有关,从而也影响甲状腺激素的合成与运输。

(3)环境污染:除了上述提及的致甲肿物质,一些工业毒物,如铀、锰、汞、铬、锑、有机氯农药及多氯联苯等都可以引起甲状腺肿大。水源的硝酸盐污染在流行病学上有重要意义,硝酸盐是水源污染的重要指标,吉林市沿松花江流域流行的地方性甲状腺肿大就与水源性硝酸盐的污染有关。

四、地方性甲状腺肿

地方性甲状腺肿是由于长期居住在缺碘环境造成机体缺碘而形成的单纯性甲状腺肿。1990 年世界卫生大会文件表明,现在世界上至少有 10 亿人生活在碘缺乏的环境中,虽然很多国家采用碘预防措施,但目前仍有 2.11 亿人存在甲状腺肿。我国约有 3.7 亿人仍居住在地方性甲状腺肿流行地区,占世界缺碘地区总人口的 37.4%。约有 3 500 万人患地方性甲状腺肿,所以我国地方性甲状腺肿的防治和研究工作比较艰巨。

(一)病因学

1.碘缺乏

缺碘的概念最初始于含碘食物和碘剂对本病的疗效,我国古代医学家葛洪(晋代)和孙思邈(唐代)采用海藻、昆布治疗瘿病。1950 年 Chating 通过流行地区和非流行地区的土壤、水源和空气的碘含量测定,才真正明确缺碘与地方性甲状腺肿的关系。动物实验也证明,缺碘食物饲养的动物将发生此病,而给予一定量的碘剂后可防止此病的发生。

缺碘是指流行地区的土壤、饮水和空气中缺少碘而言,缺碘引起的地方性甲状腺肿的学说为世界公认。人体摄入的碘,大部分由尿排出,因此通过测定尿中碘的排出量基本上可反映碘的摄入量。流行地区居民尿中含碘量明显低于非流行地区,说明流行地区居民处于缺碘状态,在地方性甲状腺肿地区推行碘化食物和碘盐后,患病率明显下降,证明人体碘缺乏是造成地方性甲状腺肿的主要原因。在碘缺乏地区,居民碘摄入量不足,造成合成甲状腺激素所需的碘缺乏。对此,机体产生代偿反应,这种代偿主要通过甲状腺组织增生,并加强其摄碘功能,尽量在低碘状态下使甲状腺能从血液中摄取足够的碘,分泌机体正常需要量的甲状腺素。此外,地方性甲状腺肿患者血清 T_3/T_4 比值增高,提示甲状腺优先合成需碘较少且活性较强的 T_3(T_3 是 T_4 生物活性的 3～4 倍,且含碘为 T_4 的 3/4)。结果,机体通过增加高效 T_3 的合成,既节约了碘,又保证机体不发生甲状腺机能减退症。

甲状腺对缺碘的代偿作用是由垂体-甲状腺轴系统调节的。当环境缺碘时,血液中无机碘浓度下降,甲状腺对 TSH 敏感性提高,虽然血液中 TSH 浓度正常,甲状腺组织也开始增生,摄碘功能增强,以保证合成足量的甲状腺素。当缺碘进一步加重时,甲状腺合成 T_3 增多,T_4 减少。血液中 T_4 的浓度是调节垂体分泌 TSH 的主要因素,T_4 减少造成 TSH 分泌增多,甲状腺组织进一步增生。碘缺乏并不都引起甲状腺肿,即使在地方性甲状腺肿发病率达 90% 的重度流行区,仍有 10% 的居民不发病。原因可能是其甲状腺具有更强的摄碘能力,无需甲状腺增生即可获得足够的碘。

2.生甲状腺肿的物质

生甲状腺肿的物质很多,一般可分为药用化学品、食用植物类和微量元素三类。药用化学品如硫氰酸盐、过氯酸盐和硫脲嘧啶等。硫脲嘧啶类药品通过抑制甲状腺细胞内的过氧化酶系,使碘化物不能氧化成活性碘分子,从而抑制甲状腺激素的合成。因此,只有给予甲状腺制剂才能防止甲状腺肿。某些单价阴离子,在碘缺乏的情况下与少量的碘竞争。所以临床上补碘或给甲状腺制剂都能防止其致甲状腺肿作用。

植物类致甲状腺肿物质较多,主要是芸苔类植物,如洋白菜、包心菜、花椰菜、黄芽菜以及菜油和大豆制品等,这些植物含有硫葡萄糖甙(如硫氰酸盐,2-5-乙烯-2-硫代恶唑酮),能抑制碘的有机化,使甲状腺激素的合成受阻。另外,有些热带地区以木薯为主食,可产生地方性甲状腺肿。木薯在体内被水解后能产生氰化物,并转化成硫氰酸盐,从而引起甲状腺肿。在甲状腺肿流行地区,如用未煮沸的水饲养动物,动物会发生甲状腺肿,而用煮沸后的水饲养则不发生甲状腺肿。相似的情况对居民也一样。由于甲状腺肿流行地区多为陆山区,山水中含有多量的致甲状腺肿的重碳酸盐,经煮沸后形成碳酸钙沉淀下去,就不会产生甲状腺肿,重碳酸盐所致甲状腺肿的作用不强,仅在缺碘的条件下才发生。此外,有人认为钙和镁可抑制碘的吸收,氟和碘在体内有抵抗作用,锰能促进甲状腺肿大,钴能促进甲状腺素的合成,因此饮水中钙、镁、锰、氟含量增高、钴缺乏时可以引起甲状腺肿。

总之,生甲状腺肿的物质通过干扰碘的利用和抑制甲状腺素的合成而引起甲状腺肿,是本病的另一重要原因。

3.营养物质缺乏

流行地区多分布于经济条件较差的贫困山区,居民存在蛋白质营养不良问题。动物实验证明,用低蛋白饮食,可以诱发甲状腺肿,给予酪蛋白后甲状腺肿消失。有人研究营养不良婴儿存在甲状腺功能低下趋势。有少数贫困的地方性甲状腺肿流行地区,供碘后其发病率并不下降,而某些城市居民摄碘率低到地方性甲状腺肿流行地区水平,但无地方性甲状腺肿发生。因此,营养因素对地方性甲状腺肿的发生起一定的作用。

(二)病理学

缺碘可造成甲状腺滤泡的上皮细胞肥大和增生,由扁平形变成立方形或高柱形,甚至增生的上皮细胞形成乳头状折叠,突入滤泡腔,使滤泡腔扩大,胶质减少。缺碘缓解后,甲状腺滤泡的上皮细胞重新恢复到原来的形状结构。随着缺碘时间延长,滤泡上皮细胞以胞大增生为主,形成甲状腺弥漫性肿大,质地软,表面光滑,无结节。实际上地方性甲状腺肿患者摄碘量可能时多时少。因此,甲状腺的肥大增生和退化复原反复发生,而且甲状腺组织各个部分对 TSH 的敏感性不一致,较敏感部表现为过度增生,不敏感区域则以退化复原为主,随着病程延长,最终形成结节性甲状腺肿。结节性甲状腺肿多数为多结节型,少数可为单发结节。根据结节的组织学结构可分为胶性结节和实质性结节。胶性结节是甲状腺组织由退化或增生转为退化过程所致,由若干扩大、充满胶质的滤泡腔组成,与周围组织无包膜分隔。实质性结节是甲状腺滤泡上皮细胞过度增生,细胞成团堆积而成,滤泡腔胶质很多,一般无包膜,有的实质性结节可发展为腺瘤或癌变,有些可出现功能自主性而形成甲亢。结节性甲状腺肿内常见小动脉壁增厚及管腔闭锁,周围静脉受压,使结节内血液循环障碍,导致钙盐沉着,组织细胞变性、坏死,出现结节钙化、纤维化和囊性变。

(三)临床表现

地方性甲状腺肿主要表现为颈部增粗,影响美观,严重者可产生压迫症状,一般无甲状腺功能的改变。

1.甲状腺肿

甲状腺肿早期为弥漫性肿大,质软,表面光滑,可随吞咽而上下移动,无血管杂音及震颤,局部皮肤无改变。发病往往在青春期前,青春期、妊娠期和哺乳期加重,随着年龄增长和病程延长,甲状腺可出现结节,常为多发性。结节多数为实质性,也可有囊性变、钙化和纤维化的可能性。甲状腺呈结节状,结节质地不一、大小不等,偶可发生癌变,此时甲状腺肿大发展迅速、质硬,并有浸润症状。

2.压迫症状

当地方性甲状腺肿患者年龄大,病程长,肿大明显或伴有较大结节时可出现压迫症状:①压迫气管,气管可一侧受压使其移位或弯曲,两侧受压使其变扁,长期受压可造成气管软骨软化,形成气管软化症。主要表现为气管刺激症状和呼吸困难,当颈部过伸或仰卧时呼吸困难加重,严重者可有窒息的危险。②喉返神经受压,常为一侧受压,引起声嘶。若两侧受压可引起失声和窒息。③血管受压,多见于胸骨后甲状腺肿,压迫上腔静脉,造成头部血液回流受阻,颜面浮肿,同时颈部和胸部表浅静脉扩张。④食管受压,较少见,当甲状腺伸展至食管和气管之间时,才出现食管压迫而产生吞咽困难。

(四)实验室检查

1.血清甲状腺激素

血清 TT_3 多数正常或轻度升高,TT_4 正常或正常低值,TT_3/TT_4 比值增高。缺碘严重地区,部分患者甲状腺功能失代偿,可出现 TT_3、TT_4 下降。

2.血清 TSH

多数在正常范围,部分 TSH 升高,处于甲状腺功能代偿状态。

3.尿碘

正常成人尿碘排出量为 $50\sim100\ \mu g/g$ 肌酐。地方性甲状腺肿患者碘摄入量减少,尿碘量明显下降。

4.摄^{131}I 率

地方性甲状腺肿患者处于碘饥饿状态,摄^{131}I 率增高,但高峰常在 24 小时或 24 小时后出现,少数患者可出现高峰前移,类似甲状腺功能亢进症的吸碘改变。

5.甲状腺激素抑制试验

患者摄^{131}I 率增高,尤其出现高峰前移者,必须行此试验,可以和甲状腺机能亢进症患者鉴别。地方性甲状腺肿患者甲状腺激素抑制试验阳性。

6.放射性核素显像

甲状腺弥漫性增大,早期放射性分布均匀,随着病程延长和结节、囊肿及钙化形成,放射性分布常不均匀。

7.超声波检查

甲状腺触诊法对甲状腺肿大的分度,特别是学龄儿童生理性肿大的Ⅰ度肿大准确性较差。甲状腺超声波检查能较客观、准确地反映甲状腺体积,并能发现甲状腺较小结节及囊肿,且容易普及。目前 WHO 在地方性甲状腺肿流行病学研究中推荐此方法。

8.X 线检查

见颈部软组织肿大,部分患者见甲状腺钙化影,当甲状腺压迫气管,可造成气管移位、弯曲、狭窄以及气管软化。

(五)诊断、分型、分度及其普查防治标准

我国曾在河南省召开北方地方病防治会议,制定普查防治标准如下。

1.诊断

(1)居住在地方性甲状腺肿地区。

(2)甲状腺肿大超过本人拇指末节或有小于拇指末节的结节。

(3)排除甲状腺功能亢进、甲状腺癌等其他疾病。

尿碘低于 50 μg/g 肌酐,甲状腺摄^{131}I率呈饥饿曲线,可作参考标准。

2.分型

(1)弥漫型:甲状腺均匀增大,摸不到结节。

(2)结节型:在甲状腺上摸到 1 个或几个结节。

(3)混合型:在弥漫肿大的甲状腺上,摸到 1 个或几个结节。

3.分度

(1)Ⅰ度:头部保持正常位置时,甲状腺容易看到,大小为超过本人拇指末节到相当于 1/3 个拳头,特点是"看得见"。甲状腺不超过本人拇指末节,能摸到结节时也归为Ⅰ度。

(2)Ⅱ度:由于甲状腺肿大,脖根明显变粗,大于本人 1/3 个拳头到相当于 2/3 个拳头。特点是"脖根粗"。

(3)Ⅲ度:颈部失去正常形状,甲状腺大于本人 2/3 个拳头到相当于一个拳头大小,特点是"颈变形"。

(4)Ⅳ度:甲状腺大于本人一个拳头,多带有结节。

4.病区划分

以乡村为单位,按上述分度标准普查,居民甲状腺肿患病率＞3%,或 7～14 岁中小学生肿大率＞20%来划分病区轻重标准(见表7-4)。

表 7-4　轻重病区划分标准

病区分类	居民患病率(%)	7～14 岁中小学生肿大率(%)	尿碘(μ/g 肌酐)
轻病区	3～10	20～50	25～50
重病区	>10	>50	<25

5.地方性甲状腺肿统计指标

$$患病率 = \frac{I \sim IV 度病例数}{受检总人数} \times 100\%$$

$$肿大率 = \frac{生理性肿大人数 + I \sim IV 度病例数}{受检总人数} \times 100\%$$

$$患病率 = \frac{再检时出现 I \sim IV 度病例数}{初检时属于正常或生理增大总人数} \times 100\%$$

6.防治效果观察标准

(1)治愈:防治后,各度甲状腺肿恢复到生理性肿大。如残留硬结,大小不超过本人拇指末节。

(2)有效:肿大度下降 I 度或 I 度以上,尚未恢复到生理增大。

(3)无效:原肿大度数无改变。

(4)增大:肿大度增加 I 度或 I 度以上。

(5)发病:原为正常,发展到 I 度或 I 度以上。

(6)复发:治愈后,经过一段时间,又发展到 I 度或 I 度以上。

7.基本控制和基本消灭指标

在确保以食盐加碘为重点的综合防治措施落实后,以乡村为单位,居民患病率重病区等于或<5%,轻病区等于或<3%,轻重病区 7～14 岁中小学生甲状腺肿大率等于或<20%(居民尿碘高于 50 μg/g 肌肝)为基本控制和基本消灭。

(六)防治

地方性甲状腺肿主要是由于碘缺乏所致,因此防治的最好办法是补充适量的碘。早在晋代我国就采用海藻、海带防治本病。1940 年瑞士首先应用碘盐预防地方性甲状腺肿,取得满意效果。目前已有 30 多个国家立法使用碘盐,我国于 1994 年 3 月通过应用碘盐的法规。国外曾一度用碘化饮水、碘化面粉和碘化糖果等方法,均因种种原因而被淘汰。

1.碘盐

碘盐,即在食盐中加入碘化物。目前各国加入碘化物的浓度极不一致,联合国卫生组织推荐剂量为每天 80～160 mg。由于我国各省区病情轻重不一,居民食盐消费量不等,且碘盐的加工和包装方法不同,因此各省标准不一致。目前,我国碘盐的碘含量在 $20\sim50$ mg/kg,即可达到防治地方性甲状腺肿的要求,但甲状腺肿患者应用碘剂后有诱发碘甲亢的危险,在高碘地区则应控制碘摄入量。

2.碘油

一位新几内亚胸科医师发现支气管碘油造影后,患者血清蛋白结合碘长期升高,因而发明碘油防治地方性甲状腺肿的方法。碘油注射可发挥长效作用,可能是吸收的碘油部分储存在甲状腺内和其他组织内,例如网状内皮系统、脂肪组织等,形成一个碘库,然后慢慢从这些组织释放出来,长期供给机体碘,且可随身体需碘量自行调节。自1957年新几内亚应用碘油防治地方性甲状腺肿取得满意效果后。许多国家已相继采用。

(1)碘油的种类:乙碘油,每毫升含碘 475 mg。碘化核桃油,每毫升含碘 507.3 mg。碘化豆油,每毫升含碘 485.2 mg。

(2)碘油的注射剂量及方法:儿童注射臀部,成人注射三角肌,乙碘油注射 0.5 mL可纠正缺碘 1.5 年,注射 1.5 mL纠正缺碘 2 年,注射 5 mL约持续 5 年。碘核桃油和碘化豆油注射 1 mL可纠正缺碘 3.5 年。

(3)适应证与不良反应:流行地区居民不分性别、年龄,在 $0\sim45$ 岁间均可注射碘油。由于结节性甲状腺肿患者的甲状腺具有功能自主调节的趋势,易诱发甲亢,因此用量可减半。大结节型甲状腺肿一般不采用碘油注射法。

我国在地方性甲状腺肿防治中,也曾采用此法,取得较好疗效。总之,此法简便、长效、经济、可靠,尤其适用于边远、交通不便地区。

3.甲状腺制剂

通过补充甲状腺激素,抑制 TSH 分泌从而使甲状腺缩小。主要适用于存在甲状腺机能低下趋势的患者,特别是妊娠、哺乳期妇女,在补充碘剂的基础上加用甲状腺制剂。也适用于经补充碘剂无效者。常用甲状腺制剂有甲状腺片,每天口服 $60\sim80$ mg;左旋甲状腺素钠(LT_4),每天口服 $100\sim300$ mg;三碘甲状腺原氨酸钠(T_3),每天口服 $25\sim100$ μg。应用甲状腺制剂,应从小剂量开始,逐渐加量,对于有心血管疾病的患者和老年人,应慎重使用。

4.手术治疗

手术治疗的目的是切除失去正常生理功能和结构以及疑有恶变的甲状腺组织,解除压迫症状。

(1)适应证:①较大结节型和混合型甲状腺肿。②疑恶变者。③出现各种压迫症状。④巨大甲状腺肿影响生活和美观。⑤伴有甲状腺机能亢进症。

（2）禁忌证：①轻度弥漫性肿大，无合并症者。②合并各种严重心脏病、高血压和肝、肾疾病患者。③儿童青春期及老年人。④妊娠期妇女暂不考虑手术治疗。

五、地方性克汀病

地方性克汀病又称地方性呆小病，是指出生在地方性甲状腺肿流行区，具有身体发育障碍和智力障碍的甲减患者。地方性克汀病与地方性甲状腺肿有密切的关系。我国是地方性甲状腺肿病情严重的国家之一，患地方性克汀病的人数约20多万。

（一）病因

地方性克汀病均发生在地方性甲状腺肿流行区。凡是地方性甲状腺肿发病率越高的地区，饮食中含碘越低，地方性克汀病的发生率就越高。流行区应用碘化物预防后，新发生的地方性克汀病明显减少，消灭了地方性甲状腺肿的地区，地方性克汀病不再出现，说明缺碘是地方性克汀病的主要原因。

有资料表明，环境缺碘的严重程度与地方性克汀病的发病率并非总是一致的，如爪哇的缺碘严重，地方性甲状腺肿发病率高，但地方性克汀病罕见。再如喜马拉雅山区，不同乡村缺碘同样严重，但地方性克汀病的发病率差异很大。另外，地方性克汀病常有家族集中性，故认为地方性克汀病的发病和遗传因素有关。但有些遗传学调查，如同卵双生子调查、家族调查等结果，则否定与遗传有关系。因此地方性克汀病与遗传因素的关系目前尚无定论。

正常状态下，在胚胎发育的10～12周，胎儿甲状腺即开始合成甲状腺激素。在此之前，胎儿发育所需的甲状腺素由母体通过胎盘供给。此后胎儿的部分甲状腺素和合成甲状腺素所需的碘也由母体通过胎盘提供，怀孕期缺碘和母体甲减使胎儿甲状腺激素供给不足。甲状腺激素缺乏，使中枢神经系统的发育、分化和成熟障碍，同时也影响其他组织的分化和发育，如骨骼系统。缺碘造成胎儿甲状腺激素不足的同时，细胞内元素碘供给也缺乏，直接影响脑细胞的发育和分化。总之，地方性克汀病的脑发育障碍，与缺碘的直接影响和甲状腺功能低下均有密切关系。

（二）病理

多数患者甲状腺萎缩，呈广泛的纤维化，滤泡数量减少，体积缩小。部分患者有代偿性甲状腺肿大，即甲状腺呈弥漫性或结节性肿大，滤泡增多，上皮细胞增生，呈立方状或高柱状。大脑呈萎缩性改变，其重量和体积明显小于正常，镜下见神经细胞排列紊乱,神经胶质细胞增生,锥体细胞可有异位现象,体积小、尼氏小体减少或消失。脑垂体体积增大,嗜碱细胞数量增多,细胞肥大,嗜酸细胞减少。骨骼系统可见骨化不全,骨骼成熟障碍,骨龄延迟。

(三)临床表现

地方性克汀病在不同地区发病率差别很大。男女之间发病率无差异。临床上表现为不同程度的神经系统功能障碍和甲状腺功能低下。根据临床表现的差异分为神经型、黏液性水肿型和混合型。神经型主要特点是智力低下和神经综合征,如听力、语言和运动神经障碍等;黏液性水肿型出现以黏液性水肿为特点的甲状腺功能低下症状,不同程度的身体发育障碍、性发育障碍及克汀病形象等;混合型兼具上述两种主要症状。临床上以混合型多见。

地方性克汀病临床表现差异较大,不同的临床类型其表现也不一样,典型地方性克汀病的临床表现有以下几种。

1.智力障碍

智力障碍是诊断地方性克汀病的必备条件,但临床上智力障碍的程度轻重不等,一般分为4度。

(1)弱智:智商50～69,无明显语言障碍,记忆力、理解力差,不能顺利完成小学教育,能学会一定的谋生技能。

(2)愚笨:智商35～49,能掌握日常生活用语,但词汇缺乏,不能适应普通学校学习,动作迟钝,但可学会生活自理和简单劳动。

(3)痴呆:智商20～34,言语功能严重受损,不能进行有效的语言交流,能认人和理解简单意思,除饮食、大小便外,生活不能自理。

(4)白痴:智商0～20,言语功能缺乏,生活完全不能自理。

2.聋哑

聋指听力障碍,可分为全聋、半聋和听力减退。哑指语言障碍,分为全哑、半哑和语言不清。

3.运动功能障碍

运动功能障碍可表现为步态不稳、爬行和瘫痪。一般肌张力增强,腱反射亢进,可出现病理反射,常以下肢表现突出,有时可见下运动神经元损伤的肌肉萎缩。

4.身体矮小

不同的临床类型患者,体格发育障碍的程度不同。神经型患者体格发育迟缓,但最终可正常或接近正常。黏液水肿型体格发育明显落后,四肢、手指、足趾较短,上身长明显大于下身长,骨骼发育迟缓,骨龄落后于实际年龄,多数成年后身高在 1.2～1.4 m 之间,甚至更矮。

5.性发育落后

神经型患者仅少数有性发育落后,表现为外生殖器和第二性征的发育迟缓,但以后仍能成熟,多数可结婚并生育。黏液性水肿型患者绝大多数性发育落后,外生殖器呈儿童型,缺乏第二性征,一般不能结婚或生育。

6.甲状腺肿

患者甲状腺可肿大、正常或萎缩。一般神经型甲状腺肿大多见,可为结节性。黏液性水肿型甲状腺多不肿大,甚至萎缩。

7.甲状腺功能低下和克汀病面容

神经型克汀病患者,多数甲减表现轻微或没有症状,但实验室检查往往有甲减的证据。黏液水肿型甲减的临床表现较明显。典型患者表现为方颅,方脸,额低短,眉间宽,眼裂狭窄,鼻梁塌陷,鼻翼宽,唇厚,张口伸舌,舌体肥大,流涎,面容呆笨,颈部粗短,临床上称之为克汀病面容。此外可见患者头发稀疏、易折断及脱落,皮肤粗糙、干厚、脱屑,体温低,患者畏寒嗜暖,心率缓慢,血压低,常见脐疝和腹股沟疝,肠蠕动减弱,便秘,2～3 天大便一次,严重者可达 7～10 天一次。

(四)实验室检查

1.甲状腺功能检查

几乎所有患者都有不同程度甲状腺功能低下的实验室改变,即使无甲减临床表现的神经型患者,95% 可表现为 TT_4 降低,TSH 升高,这两种指标的变化对甲减的诊断最为灵敏可靠。典型患者 TT_4、TT_3、FT_4、FT_3 均下降,TSH 升高。由于地方性克汀病发生在重度缺碘地区,摄 ^{131}I 率多增高,呈碘饥饿曲线。黏液水肿型摄 ^{131}I 率多降低。BMR 下降,跟腱反射时间延长,血清胆固醇可正常或升高。

2.骨骼 X 线检查

可见骨骼发育延迟,明显落后于实际年龄,长骨骨皮质增厚,髓腔狭窄,骨骼发育不良,指骨、胫腓骨骨端膨大,颅底短小,脑回压迹减少,蝶鞍变宽,乳突、副鼻窦气化不良。

(五)诊断

我国曾在河南辉县召开地甲病克汀病学术会议,并制定了地方性克汀病诊断标准,就其主要内容介绍如下。

1.地方性克汀病的诊断

(1)必备条件:①出生、居住于低碘、地方性甲状腺肿病区。②有精神发育不全,主要表现为不同程度的智力障碍。

(2)辅助条件。①神经系统症状:不同程度的智力障碍;不同程度的语言障碍;不同程度的运动神经障碍。②甲状腺功能低下症:不同程度的身体发育障碍;不同程度的克汀病形象,如傻相,面宽,眼距宽,塌鼻梁,耳软,腹部膨隆等;不同程度的甲减表现,如黏液性水肿,皮肤、毛发干燥,X线骨龄落后和骨骺愈合延迟及血浆 PBI 降低,血清 TT$_4$ 降低,TSH 升高。

有上述的必备条件,再具有辅助条件中神经系统或甲状腺功能低下症任何一项或几项,而又可排除分娩损伤、脑炎、脑膜炎及药物中毒者,即可诊断为地方性克汀病。如单有上述必备条件,但不能排除类似本症的其他疾病者,可诊断为疑似患者。

2.地方性克汀病智力分度标准

地方性克汀病智力分度标准见表7-5。

表 7-5　地方性克汀病智力分度标准

分类	重(智龄 0~5 岁)	中(智龄 5~8 岁)	轻(智能 8~11 岁)
生活能力	完全或部分不能自理个人生活	能自理生活	能自理生活
劳动能力	不能完成或仅能完成简单的家务劳动	能参加一般家务劳动或简单田间劳动	能经常执行一般家务劳动或田间劳动,但难以学会较复杂的家务或田间劳动
语言能力	有明显语言障碍	用单词或简单名子表达简单事务,语句联系松弛	说话可连结,但语句简单,内容贫乏,抓不住事物关系的中心
认识能力	不能或仅在一定程度上分辨大小、颜色、形状	能认识大小、颜色、形状,不能从事文化学习或学习有明显困难	能在相当程度上认识环境处理问题,但较同龄儿童幼稚,不恰当;能初步参加文化学习,但难以学习较复杂或抽象的文化知识
计算能力	无数概念	能借助实物认 10 以内的数。无抽象概念,不能运算	可以学会脱离实物的数的概念,可掌握到 10 以内,借助或不借助实物作 10 以内或 10 以上的加减,但心算困难

3.婴幼儿地方性克汀病诊断

婴幼儿地方性克汀病诊断指征见表7-6。

表7-6　婴幼儿地方性克汀病诊断指征

分期	一般症状体征	神经体征	化验检查	X线表现
新生儿期	哭声微弱,吸乳困难或呛奶,食量少,整日嗜睡,醒时也不动或少动,便秘,有脐疝,克汀病形象	吸吮反射(一)强握反射(一)拥抱反射(一)	PBI降低,血清 T_4 降低,血清 TSH 升高	股骨远端骨骺不出现
3个月左右	无反应性微笑,不会发笑声,对铃声无反应,不能俯卧抬头至45°,不能跟注视物转头至90°,有脐疝,克汀病形象	吸吮反射(一)强握反射(一)拥抱反射(一)可有斜视	同上	骨龄落后
半岁左右	不会自发微笑,不会伸手抓东西,不会两手抓在一起,不会发尖叫声,不会翻身,俯卧不能抬头至90°和不会用手撑起胸,不能跟注视物转头至180°	可用斜视和眼球震颤	同上	同上
1岁左右	对生人无反应,不会自己吃东西,不会做躲猫游戏,不会将一手中之物传递给另一手,不会有所指叫妈妈和伊呀学语,不能独坐,不能扶站,有脐疝,克汀病形象	吸吮反射(十)强握反射(十)抬躯反射(一)可有斜视和眼震	同上	腕关节的头骨和钩骨骨骺未出现
2岁左右	不会脱衣、脱鞋,不会用杯子喝水,不会作拍手、再见等动作,不会说3个字的话,不会走,不会后退走,不会上台阶,有脐疝,克汀病形象	吸吮反射(十)强握反射(十)拥抱反射(十)同上可有斜视和眼球震颤	同上	(任何年龄各部位长骨两端的骨骺,如呈点彩状或泡沫状,在流行区均应考虑地方性克汀病)

(六)鉴别诊断

1.先天愚型

与克汀病不同,是由染色体畸变所致,即第 21 染色体三体,患者头小而短,鼻梁平坦,鼻小,眼裂小,两侧眼角上吊,舌长,舌尖伸出舌外,表情愚钝,小指短并内弯,掌纹贯通于手,第一、第二趾分开,肌张力低,关节松弛易屈,皮肤温暖、细腻。先天愚型患者身材矮小不如克汀病严重,表情较活跃,对周围事物较感兴趣,但性腺发育较克汀病严重,多数不育,甲状腺功能检查正常,有染色体异常,可与克汀病鉴别。

2.脂肪软骨营养不良(又称黏多糖病、承溜病)

因遗传性黏多糖代谢障碍,造成大量黏多糖沉积在网状内皮系统,其外型颇似克汀病,身材矮小,智力发育障碍,颈短,头大,唇厚,皮肤粗糙。由于脊柱软骨发育不良较四肢严重,故躯干较四肢为短。因脊柱短和肝脾肿大,患者腹部膨隆,常伴脐疝,手指弯曲不能伸展呈"爪状",半数有角膜混浊及视力障碍。X 线检查示软骨营养不良。尿黏多糖阳性,甲状腺功能正常。

3.苯丙酮尿症

苯丙酮尿症是遗传性苯丙氨酸代谢缺陷。患者智力低下明显,出生 4～6 月内可出现症状,头发由黑渐变黄,皮肤嫩白,不安,多动,肌张力及反射增强,汗、尿有霉臭味,尿三氯化铁试验阳性,血苯丙氨酸浓度升高,无甲状腺功能改变。

4.大脑性瘫痪

大脑性瘫痪是颅内非进行性病灶所引起的运动障碍,可因产前或产后缺氧损伤等因素引起,部分原因不明,患者有明显的智力低下,痉挛性瘫痪为主,运动障碍明显,甲状腺功能正常。

5.软骨营养不良

患者身材矮小,由于病变主要在四肢,四肢与躯干相比明显较短,腰椎前凸,臀部向后突起,肌肉发达,智力正常,无甲状腺功能减退。

6.垂体性侏儒

垂体性侏儒是因垂体前叶生长激素分泌不足,造成机体的生长发育障碍。患者智力正常,一般2～4 岁开始较同龄儿童生长缓慢,但身体各部分比例正常,性发育不全,第二性征缺乏或低下,到成年后仍保持儿童外貌,生长激素水平下降,血清 TSH 正常或降低。甲状腺制剂治疗无明显效果。

7.佝偻病

患者智力正常,有方颅、鸡胸、串珠肋,"X"或"O"型腿等,血钙、血磷降低,有典型的佝偻病 X 线征象,容易与克汀病区别。但有时两者可同时存在。

(七)预防与治疗

地方性克汀病一旦出现神经损害往往难以恢复,给家庭和社会带来很大的负担。因此,地方性克汀病预防更为重要,预防主要措施是补充碘盐、碘油等,随着地方性甲状腺肿的消失,地方性克汀病发生率明显减少或消失,地方性克汀病一经确诊,应补充碘剂,具体方法同地方性甲状腺肿的防治,同时应给予甲状腺激素的替代治疗,方法同成人甲减,但剂量与成人不同。替代治疗的疗效与地方性克汀病的临床类型有密切的关系,黏液水肿型疗效明显,甲减的症状可消失。年幼者身高明显增长,智力有所进步,但对原有的神经损伤则不能得到恢复。年龄较大者,智商无法改变。神经型地方性克汀病疗效不佳。对地方性克汀病患者应进行长期耐心教育和训练,可以改善其智力水平,提高其工作和生活自理能力。此外要加强营养,补充蛋白质、维生素 A、维生素 B、维生素 C 和钙剂等。

总之,地方性克汀病的治疗应强调早期发现、早期治疗,才能减轻神经系统损伤,促进患者体格发育。但关键在于预防。

六、亚临床型克汀病

(一)基本概念

亚临床型克汀病(亚克汀)是一种由缺碘引起的极轻型的克汀病患者,这些人不能诊断为典型的地方性克汀病,但他们又不正常,常以轻度智力落后为主要特征而影响病区人口素质。1936 年 DeQuervain 和 Wegelin 首先在缺碘病区把非典型的克汀患者称为"半克汀病"。1980 年,Iaggasse 明确使用"类克汀病"这个术语,定义为:①可疑甲减。②可疑智力落后。③二者均有。他认为具备上述一项者可诊断为类克汀病。1985 年,碘缺乏病专家组在山西忻州召开了一次专题学术会议,在这个会议上,与会人员同意地方性亚临床克汀病的命名,简称亚克汀。

(二)临床表现

1.轻度智力落后

就智力落后而言,智商(IQ)小于 50 可诊断为地方性克汀病;其 IQ 为 50～69 属轻度智力落后(MMR),即所谓弱智,这是亚克汀的主要特征。MMR 的患儿常表现为计算能力差;记忆力尤其是长期记忆能力不良;抽象运算能力差;注意力、认识力和理解能力均低于正常儿童,有的还伴有一定的情感障碍。

2.轻度神经损伤

亚克汀病的神经损伤较轻,往往需采用精细的检查方法才能检出。

(1)神经运动功能异常亚克汀患者往往表现异常,如反应时延长,动作易疲劳,准确性差。

(2)轻度听力障碍患者常不表现为耳聋,但有不同程度的听力受损,严重的儿童在上课时只能坐在前排才能听清教师的讲课。

(3)其他阳性发现有的亚克汀患者伴有腱反射亢进,巴宾斯基症阳性等锥体束症状,有的脑电图发现慢波增多,多数听觉诱发电位异常,有的还有视觉诱发电位异常。

3.激素性甲状腺功能减退

少数患者表现为 T_4 下降、TSH 升高,但多数人显示 T_3 正常、T_4 稍低(可在正常范围内)、TSH 升高等亚临床甲减的改变。故亚克汀患者可表现为身高、体重、头围低于正常人。骨龄落后或骨骺愈合不良往往是一种检出亚克汀病较敏感的指标。

(三)诊断

目前没有全国的统一标准,1985 年的亚克汀病学术研讨会上,碘缺乏病专家咨询组建议提出了下列试用的诊断标准。

1.必备条件

(1)出生、居住于低碘性地方性甲状腺肿病区。

(2)有精神发育迟滞,主要表现为轻度智力落后 4 岁以下 DDST(丹佛发育筛选测验,Denver Development Screening Test)异常者;4 岁以上 IQ 为 50～69 者。

2.辅助条件

(1)神经系统障碍:①轻度听力障碍(电测听高频或低频有异常)。②极轻度言语障碍。③精神运动发育障碍或运动技能障碍。

(2)甲状腺功能障碍:①极轻度的身体发育障碍。②极轻度的骨龄发育落后。③激素性甲状腺功能减退。

有上述必备条件,再具有辅助条件中神经系统障碍或甲状腺功能障碍的任何 1 项或 1 项以上,而又能排除其他原因,如营养不良、锌缺乏等可能影响智力,中耳炎等可影响听力,以及影响骨龄和身体发育的因素后,可诊断为地方性亚临床型克汀病。

(四)对亚克汀病临床意义的认识

亚克汀病由于以轻度智力落后为主要临床表现,因此它属于有结构异常的精神发育迟滞病。所谓结构异常是指这种智力落后是有一定的病理改变、结构异常和神经系统损伤。该病的发病机理与地方性克汀病是相同的,轻度缺碘或缺碘导致的轻度损伤是其发病的基本环节。值得重视的是,近年来由于碘盐浓度不稳定或不合格以及非碘盐进入病区,人群碘缺乏的纠正并不彻底,因此地方性甲状腺肿大和地方性克汀病虽然得到了基本控制,但却不能根除亚克汀的发生。因此碘缺乏纠正不足,特别是孕妇供碘不足是导致亚克汀发病的重要原因。

亚克汀病的发病率远远高于典型的克汀病,并严重影响人口素质和阻碍社会经济的发展,因此病区人群的智力水平正在成为衡量碘缺乏病防治好坏的重要标志。过多的争论其诊断问题不如着眼于本病的防治。严格的食盐加碘或育龄妇女强化补碘(碘油口服或肌内注射)是防治本病的主要手段。由于亚克汀病系先天性脑损伤所致,不可能完全逆转,所以加强教育和训练、改善营养状况可能有所裨益,对有激素性甲减者可用碘油或适量的甲状腺素治疗,但本病主要在于预防。

七、碘缺乏病的防治与监测

(一)防治原则

防治的主要手段是采用补碘的干预措施,这种措施必须符合下述原则。

1.长期性原则

碘缺乏病的本质是人类所生存的外环境碘缺乏,因此人群的补碘绝非是短期行为,要世世代代坚持下去。

2.生活化原则

由于补碘是长期的、世世代代都采取的措施,因此补碘的办法也必须是生活化措施。食盐加碘防治碘缺乏病是全世界都采用的最普通、最积极、最利于推广的补碘干预措施。

3.全民性原则

中国绝大多数地区人群的碘营养水平并不高。因此国家决定改变过去只对病区供应碘盐的措施,应实行全民食盐加碘。

(二)防治措施

1.碘盐

(1)碘盐中碘浓度:碘盐中添加多少碘才可能纠正碘缺乏,其影响因素:①按人每天对碘的需要量,以碘离子计算,公认的供给标准为 150 μg/d。②当地的缺碘程度,可以通过专业检测结果来判断。③每人每天食盐摄入量,因地区、习惯而异,一般为 6~20 g,北方高于南方,看来平均 10 g 是合理的。④烹调习惯,有的人做菜时喜欢"爆盐",即放入油后,待油热后放入盐,这种情况下盐碘损失较多。⑤食物中有无致甲肿物质,如果有致甲肿物质,碘的供应量需提高。我国在 70 年代规定的浓度为 1/50 000 到 1/20 000,具体浓度由各省自行决定。近年来卫生部把加碘浓度全国统一为 1/20 000。所谓 1/20 000 的浓度,是指每 20 000 份食盐中加入一份碘化物(碘化钾或碘酸钾)。

(2)碘盐中所用的含碘的化合物:目前碘盐中所采用的碘化物有两种:碘化钾(KI)和碘酸钾(KIO_3)。由于碘化钾在日光下、高温下、潮湿及酸性环境下易氧化或挥发而使碘丢失,因此世界多数国家都使用碘酸钾,后者不易挥发,在高温、潮湿条件下化学性质稳定。我国的碘盐在历史上使用碘化钾,从 1989 年起,根据专家的建议,已改用碘酸钾。

2.碘油

碘油即乙基碘油,是用植物油与碘化氢反应后所形成的一种有机碘化物。碘油有碘化豆油、碘化核桃油和碘化罂粟油。其主要成分大都是碘化甘油酯,碘都是和不饱和脂肪酸的双键相结合。现在临床使用的碘油主要有两种剂型针剂和胶囊,其中针剂为注射用,而胶囊(或微胶囊冲剂)供口服用。

3.其他补碘办法

(1)碘化水:把碘化物按一定比例投放进供水系统,这种对限定地区的人群进行补碘的方法,在泰国和意大利的西西里岛使用过,也收到了控制碘缺乏病的效果。

(2)碘化食品:碘化面包曾经作为主要补碘措施在荷兰、澳大利亚普及,在防治碘缺乏病中起过一定的作用。

4.药物治疗

(1)通常服用卢戈氏碘液 1 滴,约 6 mg 碘,可维持 30 天,以后可重复服用。这种办法费用低,使用简便,对小范围内的人群或暂不能推广碘盐的地方可以使用这种防治方法。

(2)碘化钾或碘酸钾的片剂、糖丸、糖浆等制剂可用于孕妇、乳母和婴幼儿。孕妇(孕 3 个月以后)不易服用碘油;婴幼儿没有合适的碘油剂型,这部分人群又不愿接受注射治疗。但补碘对他们又非常重要,足够的碘供应对下一代的智力发育至关重要。因此这些剂型是适宜的,可接受的。

(三)监测

对于碘缺乏病来讲,监测的目的及意义在于以下几种。

(1)确定一个人群的缺碘程度及碘缺乏病的分布状况,为长期评估或监测提供一个基线。

(2)识别出高发病区及高危险人群,以便迅速争取干预措施,即:何处应优先采取措施,以便更有效地利用资源。

(3)对已实行的防治计划进行评估,即防治计划的效果如何,对出现的问题及时进行分析并反馈到相应的执行部门,以便迅速争取对策。

从以上意义讲,监测是个长期的、常规性的工作。在制定监测计划时,首先要选择进行监测的指标,监测的目标人群(这部分人群有代表性、对碘缺乏敏感易伤性、容易进行监测易接近性),并且采取最符合流行病学原则的最佳抽样调查方法。

碘缺乏病是一种病因明确、防治方法有效、完全可以预防或根除的地方病。它是一种全球性的营养缺乏病,目前主要危害发展中国家。碘缺乏病的根除是涉及政府多部门、多学科的系统工程,任何环节的纰漏都会导致碘缺乏病的流行。只要多部门合作,卫生、盐业、商业、工商、教育、公安等通力协作,确保食盐加碘的落实,将可以在全球实际消除碘缺乏病。

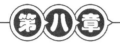

甲 状 腺 癌

第一节 甲状腺乳头状癌

甲状腺乳头状癌(papillary thyroid carcinoma,PTC)是甲状腺癌中最多见的一类,既往流行病学资料显示 PTC 占甲状腺癌的 60%～90%,近年来全世界范围内其发病率呈明显上升趋势,天津医科大学肿瘤医院 2011 年的一项调查结果显示,该院 PTC 患者比重已经占全部甲状腺癌的 96.0%左右,权重明显升高。其组织学亚型较多,临床特性呈多样化。

甲状腺乳头状癌的发病率因地区、营养状况及医疗水平而异。由于 PTC 远处转移率及死亡率均较低,因此 PTC 属低度恶性肿瘤;但在某些特定人群中,如老年人及有射线接触史者,PTC 亦具有较强的侵袭性,并可侵犯喉返神经、气管、食管等。

一、病因学

(一)射线暴露

甲状腺癌的发生与接触辐射时的年龄有关。儿童期电离辐射接触史是甲状腺癌,特别是 PTC 发生的一个重要危险因素。而对于年龄在 15 岁及以上的个体,则不存在明显的辐射剂量依赖性甲状腺癌发生率。大约有 9%的甲状腺癌与射线暴露、接触史有关。

一般来讲,辐射导致的 PTC 无论在生物学特性上还是在临床处理上均与散发型 PTC 相似。然而最近有研究显示,切尔诺贝利核电站事件所导致的儿童 PTC 具有更强的侵袭性,提示乳头状癌的生物学行为可能与辐射剂量相关。在这些儿童中,低分化 PTC 及实性型 PTC 所占比例较无射线接触史的 PTC 患者为高。

(二)遗传因素

PTC 已被明确与多种遗传性疾病有关,如家族性息肉、Gardner 综合征及 Cowden 病。近年来多个研究筛选出多个基因,包括 *HABP2*、*SRGAP1*、*NKX2-1*、*FOXE1* 等,可能与该病遗传相关。同时,PTC 患者可同时合并有乳腺、卵巢、肾或中枢神经系统的恶性肿瘤。另外,PTC 合并桥本甲状腺炎的患者在临床亦不在少数,但导致上述现象发生的具体机制仍有待进一步研究。

(三)基因突变

在过去的十年里,诸多研究均表明不同类型的基因变异决定了甲状腺肿瘤的不同病理分型,同时也决定了不同类型甲状腺癌不同的生物学行为。近年来,有关甲状腺癌发病机制的研究在分子水平取得了很大进展,*BRAF* 和 *TERT* 基因突变在 PTC 发生发展中的作用机制是研究的热点问题。*RET* 基因重排、*RAS* 突变及 *BRAF* 突变在 70% 的 PTC 中被发现。

(四)其他因素

激素水平及饮食中碘、胡萝卜素、维生素 C、维生素 E 的摄入可能与 PTC 的发生有关,但仍需进一步研究证实。

二、病理特征

(一)大体形态

肿瘤直径为数毫米至数厘米不等,可单发亦可多发,多为硬而坚实,亦可硬韧或呈囊实性。微小者多为实性,最小可为数毫米,倘不注意,易被忽略;癌灶多无包膜,常浸润正常甲状腺组织而无清楚分界,呈星芒状,有的似瘢痕组织结节。肿物较大者一般切面呈苍白色,胶样物甚少,常有钙化,切割时可闻磨砂音。可有包膜或不完整,有时可为囊性伴部分实性成分,有时可见乳头状突起,也有的肿物边界极不清楚,无明显肿物轮廓,切面呈散沙状。

(二)镜检

在镜下,典型的 PTC 乳头状结构表现为由中央为纤维血管轴心、表面衬覆一层肿瘤性上皮所构成。典型的乳头较长,有复杂的分支。衬覆在乳头表面和肿瘤性滤泡的上皮细胞核具有特征性改变。细胞核大、互相重叠在一起。核圆形或卵圆形,核边缘欠规则,呈锯齿状或有皱褶,可出现与核长轴平行的核沟。核染色质常平行排列,聚于核内膜下,致使核膜增厚,核空淡,呈毛玻璃样。核仁小,不明显。核分裂现象罕见或无。在乳头纤维血管轴心中、淋巴管内、实性上皮成分之间和肿瘤性滤泡之间的间质中常存在同心圆层状结构的砂粒体。

(三)分型

近年来,国内外认为 PTC 组织学上的多样性可能与其临床表现上的差异具有密切的联系。WHO 已于肿瘤国际组织学分类标准中对 PTC 的组织学分型进行了重新分类,其中主要包括滤泡型、嗜酸性细胞型、弥漫硬化型、高细胞型、柱状细胞型等十余种。近年来也有研究将一类有纤维囊包裹的"滤泡亚型甲状腺乳头状癌"(EFVPTC)进行重新命名,现在它的名字是"带有乳头状细胞核特征的非浸润性滤泡型甲状腺肿瘤"(NIFTP),此类型为极低度恶性潜能肿瘤,绝大部分肿瘤完整切除后已经可以治愈,不需要追加 RAI 治疗。

下面将对乳头状癌各分型的临床病理特征进行分述。

1.弥漫硬化亚型

(1)该型常累及儿童和年轻成人,表现为双侧或单侧弥漫性甲状腺肿胀。

(2)大多数研究表明此型生物学上较经典型乳头状癌更具侵袭性,表现为更高的淋巴结转移率(几乎 100%)和更高的远处转移概率。

(3)经过充分的治疗,死亡率与经典型相似,大概与患者发病时处于年轻状态有关。

(4)甲状腺实质被白色较硬的组织弥漫替代,切面有砂粒感。典型的组织学特征:①弥漫累及单侧腺叶或双侧腺叶;②重度淋巴浆细胞浸润伴生发中心形成;③丰富散在的砂粒体;④多灶而分散的位于淋巴管内的乳头状癌小岛,伴明显的鳞状上皮化生巢;⑤在鳞状分化区域乳头状癌核特征缺失。

2.实性亚型

(1)指具有 50% 以上实性生长方式的乳头状癌。

(2)由纤细的纤维血管分隔肿瘤细胞岛,肿瘤细胞圆形或不规则形,具有乳头状癌核的特征。

(3)不出现肿瘤坏死。

(4)与普通的乳头状癌相比,其远处转移的频率稍高,预后稍差。

(5)此亚型在术中冷冻切片诊断时具有一定难度,因其往往没有明显纤维化,核特征没有常规切片中明显,部分病例浸润性生长亦不明显,但仔细观察在肿瘤边缘多有异型的肿瘤性小结节形成。

(6)主要的鉴别诊断是低分化癌(核较深染,核分裂象常见,可见灶性坏死,Ki67 增殖指数较高,多高于 10%)和髓样癌。

3.高细胞亚型

(1)肿瘤细胞的高度至少是宽度的三倍,呈典型乳头状癌特征的核大多位于基底。

(2)胞浆丰富,因线粒体堆积而呈嗜酸性,有时胞浆局灶透明。

(3)常富于乳头及高度浸润性。

(4)肿瘤体积往往较大。

(5)更容易向甲状腺外扩展(2%～82%)。

(6)更具侵袭性(复发率18%～58%,死亡率9%～25%)。

4.柱状细胞亚型

(1)有包膜的肿瘤可有包膜浸润,有时有血管浸润。浸润性肿瘤常表现为甲状腺外扩散。

(2)以混合性乳头、复杂腺体、筛状和实性结构为特征。乳头和腺体被覆高柱状细胞,核呈假复层排列、深染、卵圆形或梭形(类似于结直肠癌或子宫内膜样腺癌)。可出现核下空泡及透明胞浆。

(3)不同于高细胞亚型,柱状细胞更高,核深染,呈明显假复层排列,胞浆缺乏嗜酸性改变,高细胞亚型更像典型的乳头状癌。

三、临床表现

PTC患者初期多无自觉不适,甲状腺肿物为最常见表现。除微小癌外,甲状腺触诊可及单发或多发肿物,质硬,吞咽时肿块移动度减低。随病情进展,晚期可出现声音嘶哑、呼吸困难、吞咽困难等表现。若肿瘤压迫颈交感神经节,可产生Horner综合征。颈丛浅支受侵犯时,患者可有耳部、枕部、肩部等处疼痛。此外,有些患者就诊时可出现颈淋巴结转移及远处脏器转移。需注意的是,目前有相当比例PTC患者为微小癌,其临床表现隐匿。这类患者多在常规体检时行颈部超声检查发现甲状腺肿物,或以颈部淋巴结转移为首要症状就诊。颈淋巴结转移是PTC较常见的临床表现,可高达50%以上。转移淋巴结部位以同侧Ⅵ区最为常见。Ⅱ、Ⅲ、Ⅳ区也可见转移。Ⅰ、Ⅴ区偶见。血型转移较少,多见于肺,亦可出现肝、脑、骨转移。

四、临床分期及危险分层系统

2002年UICC第6版及AJCC第5版更改后,在头颈肿瘤分期方面,应用美国的建议,统一了两机构的TNM分期系统,使得头颈肿瘤的分期更具有规范化和统一性。第8版TNM分期系统将在2018年应用于临床,其分期更加细化。

TNM 分期主要评估患者的死亡风险及预后,但对于 PTC 复发及转移风险,多采用危险分层系统进行评估。目前临床应用较多的有 AMES、MACIS、AGES 系统等(表 8-1～表 8-3)。

表 8-1　AMES 危险分层系统

危险分层	分层标准
低危组	(1)年龄<45 岁且五远处转移;(2)男性年龄≥40 岁,女性年龄≥50 岁且符合以下所有条件:①无腺体外侵犯;②肿瘤大小<5 cm;③无远处转移
高危组	(1)无论年龄,有远处转移者;(2)年龄≥40 岁,女性年龄≥50 岁,伴有以下任何一项:①腺体外侵犯;②肿瘤大小≥5 cm

表 8-2　MACIS 系统

类型	风险因素	评分
M 远处转移	是	3
	否	0
A 确诊年龄	<5	3.1
	≥40	0.08×年龄
C 肉眼腺外侵犯	是	1
	否	0
I 肿瘤	是	1
	否	0
S 肿瘤直径	/	0.3×大小(cm)

表 8-3　AGES 危险分层系统

类型	风险因素	评分
A 年龄	<40	0
	≥40	0.05×年龄
G 组织学分级(Broders 分级)	≤2	1
	≥3	3
E 甲状腺包膜外侵犯	无	0
	有	1
	远处转移	3
S 肿瘤直径	/	0.2×大小(cm)

注:总预后得分＝A＋G＋E＋S;≤4 分为低危组,>4 分为高危组。

五、诊断

PTC诊断的首选方法推荐采用高分辨率超声影像检查,而计算机断层扫描(CT)、磁共振成像(MRI)及正电子发射断层扫描(PET-CT)对于PTC的定性效果均不及超声,因此不建议将CT、MRI和PET-CT作为诊断PTC的常规检查方法。对于转移灶较大且或怀疑有周围组织侵犯的PTC,强化CT或MRI可以作为评估手段。

(一)超声诊断

甲状腺超声影像检查有助于定性、定位及定量诊断。以下超声征象提示甲状腺癌的可能性大:①实性低回声结节。②纵横比大于1。③结节形态和边缘不规则、晕圈缺如。④微小钙化、针尖样弥散分布或簇状分布的钙化。⑤同时伴有颈部淋巴结超声影像异常,如淋巴结呈圆形、边界不规则或模糊、内部回声不均、内部出现钙化、皮髓质分界不清、淋巴门消失或囊性变等,提示甲状腺癌的可能性大。临床上建议应用二维成像(横切面及纵切面成像)描述结节的位置和数量,进行"定位"与"定量"诊断,同时对颈部淋巴结情况进行全面评估。此外通过超声检查鉴别甲状腺结节良恶性的能力与超声医师的临床经验相关。目前在国内许多医院已应用甲状腺影像报告和数据系统分级(TI-RADS)。超声科医师应在PTC的TI-RADS分级方面统一认识。

(二)CT诊断

甲状腺癌多表现为甲状腺内形态不规则且边缘模糊不整的低密度实质性肿块,其密度不均匀,无包膜或无完整包膜;病变区甲状腺不规则肿大以及有小点状、砂粒状钙化或囊性变。由于肿瘤向周围组织侵犯,病区与正常甲状腺及周围组织器官的分界不清;可有颈部淋巴结肿大;同时可有气管受压造成移位,管壁粗糙。行增强扫描后可见实性部分强化明显,相关囊变坏死区域则并未强化。这是甲状腺癌较具特征性CT征象。

钙化是甲状腺癌的表现,但钙化不能作为鉴别甲状腺良、恶性肿瘤的依据,而砂粒状钙化却是甲状腺癌的特征性表现之一。砂粒状钙化或瘤内囊性钙化结节常出现于恶性肿瘤尤其是乳头状癌,在CT扫描时发现细沙样钙化首先应考虑甲状腺癌可能。甲状腺癌少有包膜,但周围组织因肿瘤生长的不断刺激可发生反应性纤维增生,从而形成假包膜。假包膜部分区域被肿瘤侵及或破坏,形成瘤周不完整包膜样低密度影是CT诊断甲状腺癌的特征性表现,在增强扫描时可形成"强化残圈征"。当CT上出现强化环的不完整或无强化环,同时有瘤壁乳头状强化结节,是肿瘤细胞已有向肿瘤包膜外部分侵蚀或多处深度浸润肿瘤包膜的表现,则提示甲状腺癌的诊断。

甲状腺右叶体积增大,平扫内见多发低密度结节,增强后强化不均,边界不清,较大者范围约 1.9 cm×1.5 cm;甲状腺下方气管周围、双侧锁骨上及双颈部多发肿大淋巴结,增强后明显强化,部分强化不均

与超声检查比较,CT 检查可以清楚地显示甲状腺癌病灶的大小、位置、性质,同时还可以显示肿块在周围组织的侵犯及淋巴结转移情况。故甲状腺恶性肿瘤尤其是甲状腺癌影像学表现具有特征性,CT 诊断该病具有较高准确性和一定优势。同时 CT 检查还可明确显示病变范围,尤其对扩展的病变范围以及与邻近重要器官及大血管的关系,对术前制订手术方案及预测手术中可能发生的损伤有重要意义,必要时可行强化 CT。胸部 CT 还可早期发现有无肺转移。

六、治疗

PTC 的治疗以手术治疗为主,术后辅以内分泌抑制治疗、^{131}I 治疗,部分晚期患者可采用外放射治疗或靶向药物治疗。

(一)手术治疗

手术治疗为 PTC 治疗的主要手段,但目前临床上对本病的手术处理不甚统一,盲目扩大或缩小于手术范围等不规范问题依然存在,影响患者的生存质量和预后。正规、合理的初次治疗是本病处理的关键所在,同时应注重多学科联合的MDT,方可获得令人满意的疗效。

国内外争议的另一个焦点主要是甲状腺微小乳头状癌(papillary thyroid microcarcinoma,PTMC)手术的必要性和手术范围。结合近年来 PTMC 领域的最新临床研究成果和国内的实际情况,中国抗癌协会甲状腺癌专业委员会(Chinese Association of Thyroid Oncology,CATO)制定了 2016 版中国《甲状腺微小乳头状癌诊断与治疗专家共识》,以进一步提高我国 PTMC 的诊治水平,并提供更加合理及规范的诊治方案。

1.原发灶的处理

在既往相当长一段时期内,国内对 PTC 原发灶的术式一直缺乏统一的共识和规范。近年来,肿瘤规范化治疗理念不断深入,PTC 原发灶处理术式也趋于统一。依据我国甲状腺结节和分化型甲状腺癌治疗的实践经验,并结合国际权威指南精华,2010 年由中国抗癌协会头颈肿瘤专业委员会甲状腺癌学组牵头编写了我国第一部《分化型甲状腺癌临床指南》,2012 年由中华医学会内分泌学分

会、中华医学会外科学分会、中国抗癌协会头颈肿瘤专业委员会及中华医学会核医学分会联合出版了《甲状腺结节和分化型甲状腺癌诊治指南》,对 PTC 原发灶的处理进行了规范化建议。PTC 的原发灶切除术式应主要包括全/近全甲状腺切除术和甲状腺腺叶＋峡部切除术,而甲状腺次全切除及肿物切除等不规范术式不建议使用。在确定 PTC 手术原发灶切除范围时,需要考虑以下几个因素:①肿瘤大小;②有无侵犯周围组织;③有无淋巴结和远处转移;④单灶或多灶;⑤童年期有无放射线接触史;⑥有无甲状腺癌或甲状腺癌综合征家族史;⑦性别、病理亚型等其他危险因素。

(1)甲状腺腺叶＋峡部切除术:与全/近全甲状腺切除术相比,甲状腺腺叶＋峡部切除术有利于保留部分甲状腺功能,也利于保护甲状旁腺功能、减少对侧喉返神经损伤。需注意的是,这种术式可能遗漏对侧甲状腺内的微小病灶,不利于术后通过血清 Tg 和^{131}I 全身显像监控病情,如果术后经评估还需要^{131}I 治疗,则要进行再次手术切除残留的甲状腺。同时应根据临床 TNM(cTNM)分期、危险分层、各种术式的利弊和患者意愿,细化外科处理原则,不可一概而论。

(2)全/近全甲状腺切除术:行全/近全甲状腺切除时,应当尽量保留甲状旁腺及其血供,以减少术后甲状旁腺功能减低的发生。

全/近全甲状腺切除术可为 PTC 患者带来下述益处:①最大限度地保证原发灶切除的彻底性,可一次性治疗多灶性病变及隐匿病灶。②利于术后监控肿瘤的复发和转移。③利于术后^{131}I 治疗。④减少肿瘤复发和再次手术的概率(特别是对中、高危 PTC 患者),从而避免的再次手术而导致严重并发症发生率的增加。⑤准确评估患者的术后分期和危险度分层。另一方面,全/近全甲状腺切除术后,将不可避免地发生永久性甲减;并且,这种术式对外科医师专业技能的要求较高,术后甲状旁腺功能受损和/或喉返神经损伤的概率增大。外科医师应参加专业培训、规范手术方式、掌握手术技巧,在行 PTC 手术时,应熟悉喉返神经及喉上神经的解剖及保护,重视甲状旁腺的识别和原位血管化功能保留,以减少术后并发症的发生。

对局部存在严重侵犯的 PTC,如累及气管、食管、喉返神经等,只要患者全身情况许可,应争取做扩大根治手术。若一侧喉返神经受累,可行神经切除,如缺损较小,可行神经端-端吻合;如缺损较大,且喉返神经入喉处及近迷走神经处保留有足够长的神经时,可行神经移植,游离舌下神经襻、颈丛神经深支移植吻合或者舌下神经襻喉返神经吻合。

对于 PTC 累及周围器官时,处理原则是在切净肿瘤的基础上尽可能地保留器官的功能,如部分喉切除和气管部分切除修补术等。甲状腺癌侵犯气管,对于气管软骨或腔内无侵犯的患者,可在保留气管形态完整的基础上,将肿瘤从气管表面锐性削切;对于侵犯严重的患者,根据气管受侵犯部位和程度不同,可选择气管部分切除术(楔形切除、窗状切除)、气管袖状切除端-端吻合术等,修复可选择胸锁乳突肌锁骨骨膜瓣修复术、胸锁乳突肌或颈阔肌皮瓣修复术等。肿瘤浸润至食管肌层时,只要未侵入食管腔内,可将肿瘤连同受累食管肌层切除,保留其食管黏膜,仍可取得满意效果。若肿瘤严重侵犯喉、下咽、食管、气管难以保留时,可将受累器官一并切除,以带血管蒂的游离皮瓣进行修复重建。天津医科大学肿瘤医院曾收治一例晚期双侧 PTC 患者,肿瘤已严重累及喉、下咽、气管、颈段食管并双颈淋巴结转移,癌肿同时累及左颈部分皮肤,就诊时已经呼吸及吞咽困难;遂行全喉、全下咽、颈段食管、气管切除加双侧颈淋巴结清除术,然后用带血管蒂的右侧股前外侧肌皮瓣进行颈段消化道重建及缺损皮肤修复并行气管造瘘,术后患者一期愈合,恢复进食,效果满意。

2.颈部淋巴结的处理

文献显示20%～90%的PTC患者在确诊时即存在颈部淋巴结转移,多发生于中央区。28%～33%的颈部淋巴结转移并不是在术前影像学和术中发现的,而是在预防性中央区淋巴结清除后才明确诊断,并由此改变了PTC的分期和术后处理方案。因此,应结合术前及术中的危险评估,在有技术保障的情况下,原发灶手术同时行预防性中央区淋巴结清除,要求手术医师熟练掌握喉返神经以及甲状旁腺的显露及保留技巧,这是减少中央区淋巴结清除术后并发症的关键。同时,建议在行中央区淋巴结清除时,注意左右侧解剖结构的区别,不应遗漏右侧喉返神经深面的区域。

中央区淋巴结清除术的范围上界至甲状软骨,下界达无名动脉,外侧界为颈动脉鞘内侧缘,包括气管前、气管旁、喉前淋巴结等。

颈侧区淋巴结一般不建议进行预防性清扫,PTC颈侧区清扫的适应证为术前或术中证实有颈侧区淋巴结转移。对部分临床颈部中央区淋巴结转移(cN_{1a})患者,应根据Ⅵ区转移淋巴结的数量和比例、PTC原发灶的位置、大小、病理分型和术中对非Ⅵ区淋巴结的探查情况等进行综合评估,行择区性颈部淋巴结清除术。

侧颈区淋巴结清除术的范围上至二腹肌,下至锁骨上,内侧界为颈动脉鞘内侧缘,外界至斜方肌前缘,包括Ⅱ～Ⅴ区的淋巴结和软组织。

关于手术方式,应以功能性颈淋巴结清除术(简称颈清术)为主,根据术中具体情况决定胸锁乳突肌、颈内静脉、副神经、颈外静脉、肩胛舌骨肌、颈丛神经及耳大神经、枕小神经等的保留与否，但必须强调的是一定要遵循肿瘤外科的原则，不可随意缩小手术范围。在双侧颈清术中应尽量保留一侧颈内静脉，否则要保留一侧或双侧颈外静脉，以保证脑血液回流。如双侧侧颈淋巴结转移较多需行双侧颈清术，建议分期进行。而且手术时期也要选择好，如分期行双侧全颈清术应间隔3个月或以上；如确实需要同期行双侧全颈清术时，更应注意颈内静脉的保留，术后减少保留侧的加压包扎以免影响血液回流，并应注意双侧迷走、交感、膈神经及喉返神经的保留和保护。上纵隔淋巴结转移的患者，多可于颈部低位切除，必要时应作胸骨劈开以清除该处的淋巴结。

(二)^{131}I治疗

^{131}I治疗是PTC术后一种重要的辅助治疗手段，是利用部分PTC具有吸碘功能的特点，将放射性碘高度浓聚于肿瘤组织中，达到杀死癌细胞的目的。^{131}I治疗包含两个层次：一是采用^{131}I清除PTC术后残留的甲状腺组织(^{131}I ablation for thyroid remnant)，简称^{131}I清甲；二是采用^{131}I清除手术不能切除的PTC患者转移灶，简称^{131}I清灶。

(三)内分泌抑制治疗

PTC术后TSH抑制治疗是指手术后应用甲状腺激素将TSH抑制在正常低限或低限以下，甚至检测不到的程度，一方面补充PTC患者所缺乏的甲状腺激素，另一方面抑制PTC细胞生长。TSH抑制治疗最佳目标值应满足：既能降低PTC的复发、转移率和相关死亡率，又能减少外源性药物导致的不良反应。根据PTC患者的肿瘤复发危险度和TSH抑制治疗的不良反应风险，制订个体化治疗目标；根据双风险评估结果，建议在PTC患者的初治期(术后1年内)和随访期中，设立相应TSH抑制治疗目标。

(四)PTC的辅助性外照射治疗或化学治疗

侵袭性PTC经过手术和^{131}I治疗后，外照射治疗降低复发率的作用尚不明确，不建议常规使用。下述情况下，可考虑外照射治疗：①以局部姑息治疗为目的；②有肉眼可见的残留肿瘤，无法手术或^{131}I治疗；③疼痛性骨转移；④位于关键部位、无法手术或^{131}I治疗(如脊椎转移、中枢神经系统转移、某些纵隔或隆突下淋巴结转移、骨盆转移等)。PTC对化学治疗药物不敏感。化学治疗仅作为姑息治疗或其他手段无效后的尝试治疗。

(五)PTC 的靶向药物治疗

随着对甲状腺癌分子机制研究的不断深入,越来越多的靶向药物开展了针对甲状腺癌的临床试验。酪氨酸激酶抑制剂(tyrosine kinase inhibitors,TKIs)是目前在甲状腺癌中研究最多的靶向治疗药物。目前,国家食品药品监督管理局(CFDA)已批准口服多激酶抑制剂索拉非尼(多吉美)用于治疗局部复发或转移的进展性的放射性碘难治性(RAI)分化型甲状腺癌。

七、预后

PTC 是低度恶性肿瘤,总体预后良好,10 年生存率可超过 95%。尽管大多数 PTC 患者预后良好、死亡率较低,但是约 30% 的 PTC 患者会出现复发或转移,其中 2/3 发生于手术后的 10 年内,有术后复发并有远处转移者预后较差。

对于选择严密观察的 PTC 患者,尤其是低危 PTMC,随访的目的在于确定是否发生肿瘤进展,是否需要及时行手术治疗。对手术治疗的 PTC 患者进行长期随访的目的在于:①对临床治愈者进行监控,以便早期发现复发肿瘤和转移;②对 PTC 复发或带瘤生存者可以动态观察病情的进展和治疗效果,调整治疗方案;③监控 TSH 抑制治疗的效果;④对 PTC 患者的某些伴发疾病(如心脏疾病、其他恶性肿瘤等)病情进行动态观察。

以往对 PTC 死亡和复发危险度的评估,多为初始治疗结束时的单时点静态评估。近年来,国内外专家提出根据患者对治疗的反应,进行"连续危险度评估",建立 PTC 的动态危险度评估模式,以指导后续治疗及随访。

第二节 甲状腺滤泡癌

甲状腺滤泡癌(follicular thyroid cancer,FTC)是一种显示滤泡细胞分化,但缺乏乳头状癌特征的甲状腺恶性上皮来源肿瘤,与甲状腺乳头状癌同属于分化型甲状腺癌(DTC),是甲状腺癌第二种常见的组织学类型。目前全球 FTC 患者比重占所有甲状腺癌的 9%~40%,其结果差异取决于人种、摄碘情况以及甲状腺乳头状癌滤泡亚型作为子诊断的应用等因素,例如文献报道低碘地区甲状腺滤泡癌相对偏多。美国 SEER 数据库统计 1992—2012 年间的甲状腺癌患者,发现 75 992 名患者中 25.7% 为甲状腺滤泡癌,而我国的 FTC 占比以往为 10%~

15％,但近年来有逐渐下降趋势。

一、流行病学及病因学

FTC 可发生于任何年龄,但以中老年居多,发病高峰年龄为 40～60 岁,女性患者数约为男性的 3 倍。意大利的一项针对 4187 名 DTC 患者的队列研究发现,在 1969－1990 年间,FTC 患病率为 19.5％,而在 1990 年以后 FTC 的患病率下降至 9％。FTC 患病率的下降可能与近几年碘预防策略的实施相关。一项法国的流行病学研究结果同样显示,从 1983 年到 2000 年 FTC 的发病率呈小幅下降,男女下降的比例分别是每年 2.2％和 0.5％。

碘缺乏一直被认为是 FTC 的高发因素,在加碘饮食地区和碘缺乏地区,FTC 发病率分别为 5％及 25％～40％。在意大利西西里岛周边,甲状腺癌的相关风险在碘缺乏人群与碘充足人群之间的比值是1.4∶1。流行病学研究表明,无论是针对地区人群的流行病调查结果,还是针对人群迁移的分析,增加碘的供应都会在人群中产生从 FTC 向 PTC 转变的趋势。然而,由于技术和成本原因所限,目前所有与碘的状态相关的 FTC 和 DTC 的流行病学数据都缺乏对照组或其他相关变量的分析,同时基础研究方面也尚未获得有力的相关证据。

近年来,通过分子检测发现一部分 FTC 与 *RAS* 基因突变相关,最高可占 FTC 的 40％～50％,突变位点主要为 *H-RAS* 和 *N-RAS* 基因的第 61 位密码子。值得一提的是,*RAS* 突变同样可存在于甲状腺腺瘤中(20％～40％),因此在细针穿刺活检标本或组织标本中应用 *RAS* 基因突变进行诊断性检测目前仍有争议。另一方面,*RAS* 突变阴性的 FTC 常可检测到 *PPARG* 基因重排,其中最常见的是 *PAX8-PPARG* 融合,发生率约为 35％。*PPRAG*(过氧化物酶体增殖物激活受体 γ)是类固醇/甲状腺激素受体家族的一个成员,融合基因多数由第2和第3对染色体之间的平衡易位产生,并导致编码甲状腺特异性配对盒转录因子 *PAX8* 和 *PPARG* 大部分序列之间的融合,另外一个比较少见的融合则是 *CREB3L2-PPARG* 融合。

PAX8 在甲状腺分化过程中发挥重要作用,PPARG 则主要调节细胞周期和细胞凋亡。而 *PAX8-PPARG* 重排除导致 PPARG 过度表达外,该 PAX8-PPARG 嵌合蛋白还会对 PAX8 或 PPARG 正常功能(显性负效应)产生干扰,诱发致癌活性,若该观点被证实,则有望通过使用 PPARG 激动剂来恢复其功能,从而达到治疗目的。虽然 *PAX8-PPARG* 重排目前尚不能用于 FTC 的临床诊断,但研究显示 PAX8-PPARG 阳性的滤泡型腺瘤有一定发生包膜浸润的潜能,因此,如果在 FTC 的细针穿刺中证实这种改变,则提示病理检测时注意检查是否存在包膜和血管侵犯。

二、病理特征

(一)大体表现

大多数甲状腺滤泡癌呈实性,瘤体存在包膜,剖面呈黄褐色或浅棕色。可发生继发性改变,如出血、囊性变。根据包膜是否完整,甲状腺滤泡癌可分两型:①有包膜,但有显微镜下血管和/或包膜浸润,此型称为包裹性血管浸润型。②包膜不完整并明显浸润周围甲状腺膜组织,此型称为浸润型。包裹性血管浸润型滤泡癌肉眼观察像甲状腺滤泡性腺瘤。浸润型滤泡癌切面灰白色,可侵占大部分甲状腺组织并侵出甲状腺包膜外,与周围组织粘连或侵入周围组织如气管、肌肉、皮肤和颈部大血管并常累及喉返神经。

(二)组织学表现

甲状腺滤泡癌以滤泡状结构为主要组织学特征,无乳头状形成,淀粉样物少见。癌细胞一般分化良好,常似正常甲状腺组织,且滤泡中含胶体,有些似甲状腺肿结构,癌细胞可见轻度或中度间变,常见包膜、血管、淋巴管侵犯,癌组织在包膜外浸润性生长。根据滤泡大小,可将甲状腺滤泡癌分为大滤泡型、正常滤泡型以及小滤泡型。呈小梁状或实性排列的肿瘤可称为梁状或胚胎型。

除典型的滤泡癌外,许特莱细胞癌和透明细胞癌为甲状腺滤泡癌的两个特殊亚型。许特莱细胞癌的形态与许特莱细胞腺瘤相似,具有丰富的嗜酸性胞浆,因线粒体积聚而呈颗粒状,有包膜、血管和/或邻近甲状腺实质浸润或有卫星结节形成。过去研究认为该种亚型预后较差,5 年生存率 20%～40%;而新近研究表明组织学特征能准确地预测许特莱细胞的行为,无浸润的肿瘤可行腺叶切除治疗。透明细胞癌罕见,肿瘤由具有透明胞浆的癌细胞构成。癌细胞界限清楚,胞浆内富含糖原。诊断甲状腺透明细胞癌必须先除外转移性肾透明细胞癌和甲状旁腺癌。

三、临床表现

大部分患者的首发表现为甲状腺肿物,肿物生长缓慢,质地中等,边界不清,表面不光滑。早期随甲状腺的活动度较好,当肿瘤侵犯甲状腺邻近的组织后则固定,可出现不同程度的压迫症状,表现为声音嘶哑,发声困难,吞咽困难和呼吸困难等。与 PTC 相比,FTC 发生颈部和纵隔区域淋巴结转移较少,8%～13%,

远处转移则较多,可高达20%以上,以肺部和骨转移为常见,其他脏器如脑、肝、膀胱和皮肤等也可累及。骨转移灶多为溶骨性改变,较少出现成骨性改变,少部分患者则以转移症状,如股骨、脊柱的病理性骨折为首发表现。

四、诊断

术前诊断甲状腺癌除了病史、体征、常用辅助检查外,术前超声检查是极有参考价值的诊断方法。有助于确定病变的部位、大小、数量、范围,以及性质、淋巴结有无转移等。但目前临床上对于术前诊断FTC较为困难,原因在于:①对于早中期FTC患者,其肿瘤的彩色超声多普勒声像特征与甲状腺良性肿瘤,尤其是滤泡性腺瘤极为相似,并多伴有液化或囊性成分。②超声和术前细胞学检查均无法灵敏地发现包膜和血管的微浸润,特别是微小浸润型FTC,很难从细胞形态和结构上与腺瘤进行区分。③目前仍未发现有效针对FTC的分子生物学标志可用于临床诊断。即使是术中冷冻组织学检查也无法完全克服以上问题,因此导致术前甚至术中FTC的诊断率远低于PTC,从而对FTC治疗方案的早期确立造成困难。

五、治疗

基于FTC的术前诊断率显著低于PTC,且预后仅比PTC稍差这两方面原因,目前在设定治疗策略时,通常把FTC和PTC一起归入分化型甲状腺癌(DTC)的范畴同等看待,原则上均以手术为主,根据需要辅以核素治疗和生物靶向治疗。

原发灶方面,根据2015年美国甲状腺协会(ATA)针对甲状腺肿瘤的临床指南,低危型的FTC(即$T_1 \sim T_2$、仅存在局限性包膜浸润,血管微浸润小于4处、cN_0)可选择单侧腺叶作为初始手术方案;而对于具有广泛血管浸润、cN_1以及被证实有远处转移的高危型患者,则需要行全甲状腺切除术,术后辅以核素治疗。

淋巴结转移病灶方面,对于术前考虑cN_1的患者应视淋巴结所处部位行侧颈清扫术或双侧中央区淋巴结清除术,对于颈侧区cN_0的患者,常规行颈淋巴结清除术。目前的争议主要集中在预防性中央区淋巴结清除的指征方面,产生争议的原因在于:①中央区淋巴结术前评估的准确率较低;②在患者预后方面,预防性中央区清扫尚未获得强有力的循证医学证据。因此,现在各大临床指南均建议仅在分期较晚($T_{3/4}$、N_{1b})的FTC患者中考虑行预防性中央区淋巴结清除术。

需要注意的是,对于FTC来说,包膜浸润和血管浸润为评价FTC预后从而设计治疗方案的最重要因素,但在大多数患者中是否存在肿瘤外侵和浸润需要由术后石蜡病理检查来确定。因此临床上面临最常见的问题并非术前的手术方案选择,而是在获得石蜡病理报告后,决定是否需行补充性的健侧甲状腺叶切除术。考虑到 FTC 较高的远处转移率,其对术后核素治疗的需求较大,因此目前建议对除低危型 FTC 以外的患者行补充性健侧甲状腺切除术,并同期行中央区淋巴结清除术。

与 PTC 相同,FTC 肿瘤细胞常保留摄碘的功能,因此可在甲状腺全切术后行辅助性核素治疗。同时由于 FTC 远处转移率较高,核素治疗的总体获益较 PTC 更高。通过回顾近年有关不同复发风险分层患者经[131]I 治疗获益的研究,目前各大临床指南对高危型 FTC 患者强烈推荐术后核素治疗,对低危分层患者则不推荐行该治疗。对于碘难治性的晚期 FTC 患者,以往尝试放疗或化疗,但疗效欠佳。近年来分子靶向药物的问世为甲状腺滤泡癌的治疗带来了福音,基于两项大型Ⅲ期临床试验的结果,索拉非尼和乐伐替尼已分别于 2013 年和 2015 年被 FDA 批准用于局部晚期或转移性放射性碘难治性 DTC 的治疗。

对于孤立的骨转移病灶可行手术彻底切除,可使生存率提高。无法切除的痛性病变也可考虑放射性碘、射线照射及动脉栓塞等治疗。这些方法主要是缓解骨性疼痛,并不是治疗甲状腺癌本身。脑转移见于晚期老年患者,预后较差。中枢神经系统的转移病变不论对放射性碘的吸收如何,均可手术切除或行 X 刀、伽马刀及射波刀等治疗,因可使生存时间明显延长。国外文献资料显示射频消融法治疗甲状腺滤泡癌转移灶(尤其是骨转移灶)取得较好疗效,将来或可成为治疗甲状腺滤泡癌转移灶的重要方式之一。

六、预后

本病属低度恶性肿瘤,总体预后良好,但较甲状腺乳头状癌稍差。对于不存在血管浸润或仅存在血管微浸润的低危型 FTC 患者,复发率仅为 0～7％,报道的 10 年生存率最高超过 90％;包膜完整的、仅出现血管微浸润的(转移灶数量较少且限于囊内血管的)甲状腺滤泡癌复发率为 0～5％。而血管浸润范围更大者(限于囊内血管但灶数＞4 灶或出现囊外血管浸润)提示预后不良。出现大范围血管浸润者预后最差。远处转移是 FTC 患者死亡的主要原因,而对于高危型 FTC 患者,其远处转移率可高达 30％～55％,其 10 年生存率仅为 40％～60％。甲状腺滤泡癌预后还与年龄、肿瘤直径、TNM 分期、手术范围以及[131]I 治疗效果等因素有关。45 岁以下患者预后较好,但 60％滤泡癌患者超过 40 岁,其中远处转移为其主要死亡原因。肿瘤局限在包膜内、直径小、TNM 分期较低、手术清扫彻底以及对 ^{131}I 治疗敏感的滤泡癌预后较好。除此之外,滤泡癌细胞分化程度可能也是影响患者预后的因素之一。国外文献显示呈实性、小梁状以及岛状生长的 FTC 存在碘治疗抵抗,提示患者预后不良。随着目前生物靶向治疗的兴起,尤其是免疫相关靶向治疗药物的深入研究,相信将来会有更多的晚期 FTC 患者从中获益。

第三节　甲状腺微小癌

一、发病率和流行病学

20 世纪 70 年代以来,受发病率增高和诊断技术进步的双重影响,多数国家和地区甲状腺癌发病率迅速攀升,其中以"甲状腺微小癌"的发病率增加尤为显著,但其死亡率相对稳定。世界卫生组织(world health organization,WHO)将肿瘤直径≤1 cm 的甲状腺癌定义为甲状腺微小癌(thyroid microcarcinoma,TMC)。美国国家癌症研究机构流行病学监测(surveillance epidemiology and end results,SEER)数据库资料显示,1983—2013 年间诊断为甲状腺微小癌病例中,甲状腺微小乳头状癌(papillary thyroid microcarcinoma,PTMC)占比达96.6%(19 943/19 257),发病率增长了近 5 倍。2014 年 WHO 全球癌症报告显示,PTMC 占所有新发甲状腺癌的比例超过 50%,长期生存率高达 99% 以上。在中国和其他国家,PTMC 也均占据较高权重,其诊治规范和争议日益凸显,社会关注也随之增多。而滤泡癌、髓样癌和未分化癌常因超声特征不明显、进展迅速等原因在直径较小时难以检出。本节着重就 PTMC 的相关热点问题,结合近年来最新研究成果和国内共识指南提出规范的诊治方案。

二、诊断与术前评估

甲状腺微小癌影像学定性诊断的首选方法推荐采用高分辨率超声,应包含颈部所有结节和淋巴结。需评估甲状腺的大小、实质回声;所有结节的大小、位置及超声特性(包括性状、回声、边缘情况、钙化及其类型、形状、长宽比以及血供情况);颈部中央区及颈侧区是否存在可疑的增大淋巴结病灶,并记录于报告中。建议采取甲状腺影像报告和数据系统分级(TI-RADS)。同时为进一步明确诊断,可采取超声引导下细针穿刺活检(FNAB),必要时辅助分子标志物检测。

目前,超声诊断甲状腺微小乳头状癌的敏感度为 94.2%,准确度为 95.8%,特异性为 96.6%,阳性预测值为 92.9%,阴性预测值为 97.2%,具有良好的应用价值。国内外文献研究发现,在超声众多特征中,微钙化、回声水平、周边声晕、内部回声和结节形态这 5 个主要诊断特征是 PTMC 的独立超声恶性征象。另外,超声引导下细针穿刺检查诊断甲状腺微小癌也具有较高的敏感度和准确性。天津医科大学肿瘤医院相关研究显示:对于超声影像中怀疑为甲状腺微小癌的365 例结节,行超声引导下 FNAC 诊断,发现其诊断的灵敏度、特异度、阳性预测值、阴性预测值以及准确率分别为 92.2%、96.2%、94.6%、94.4% 和 94.5%,临床价值颇高。

尽管大多数 PTMC 患者表现出良性的临床行为,并且有一个较好的预后,但有一些 PTMC 与传统的 PTC 相似,同样会发生淋巴结转移。有研究报道甲状腺微小乳头状癌的淋巴结转移率为 24%~64%。淋巴结转移是影响 PTMC局部复发和远处转移的重要因素之一。超声是目前广泛应用的对甲状腺肿瘤进行分级和诊断的方法,但对诊断中央区淋巴结转移的精准度尚不满意。天津医科大学肿瘤医院超声科通过分析甲状腺微小乳头状癌原发灶的超声图像特征,提高对于颈部淋巴结转移的诊断价值,通过回顾性分析在天津医科大学肿瘤医院手术且病理已证实的 710 例 PTMC 患者临床资料,分析不同超声特征与转移性淋巴结相关性研究。结果显示超声对于 710 例 PTMC 中央区转移的敏感性、特异性、阳性预测值、阴性预测值、约登指数分别为 45.9%、87.3%、86.0%、48.7% 和 33.2%;侧颈区转移的敏感性、特异性、阳性预测值、阴性预测值、约登指数分别为 89.0%、91.3%、80.1%、95.4% 及 80.2%。单因素分析显示直径>0.5 cm、纵横比≥1、边界不清、低回声、微小钙化、被膜接触的长度/结节周长≥1/4 与颈部淋巴结转移相关,多因素分析显示微小钙化、被膜侵及的接触/结节周长≥1/4 是颈部淋巴结转移的独立危险因素,是预测颈部淋巴结转移的重要指标。依据 PTMC 超声基本特征,特别是被膜侵及的接触/结节周长指标的建立,为术前精准预测颈部淋巴结转移提供了有效的影像学手段,从而将术前精准评估 PTMC 淋巴结情况的准确率进一步提高。

临床上不建议将计算机断层扫描(CT)、磁共振成像(MRI)及正电子发射断层扫描(PET-CT)作为诊断 PTMC 的常规检查方法,但对于怀疑有腺外、结外浸润或预计手术难度较大的病例可使用增强CT/MRI作为辅助评估手段。血清降钙素和癌胚抗原也可作为微小髓样癌的血清学评估方法。

三、外科治疗适应证与手术方案

(一)甲状腺微小乳头状癌

《PTMC 诊断与治疗中国专家共识(2016 版)》推荐:PTMC 是否需手术治疗应综合危险评估、超声二维成像特征、肿瘤的组织学特性(浸润性、多灶性、淋巴结转移等),并适当考虑患者的意愿及依从性等方面而决定。

1.手术指征

对于符合下列任一条高危因素的 PTMC 患者均建议行手术治疗(PTMC 手术适应证):①青少年或童年时期颈部放射暴露史;②甲状腺癌家族史;③已确定或高度怀疑颈淋巴结转移甚至远处转移;④癌灶有腺外侵犯(如侵犯喉返神经、气管、食管等);⑤病理学高危亚型(高细胞亚型、柱状细胞亚型、弥漫硬化型、实体/岛状型、嗜酸细胞亚型);⑥穿刺标本检测 BRAF 基因突变阳性;⑦癌灶短期内进行性增大(6 个月内直径增大超过 3 mm)。建议 PTMC 手术治疗的相对适应证包括:①癌灶直径≥6 mm;②多灶癌,尤其双侧癌;③患者心理负担大,要求手术;④促甲状腺激素(TSH)水平持续高于正常。对于低危的 PTMC 患者,严格选择指征并充分结合患者意愿,可考虑密切观察随访。复查首选超声检查,初始周期可设为 3~6 个月,应清晰存储(可疑)病灶图像、准确记录并严格保存超声报告。

2.手术范围

(1)原发灶切除范围:大多数 PTMC 为早期病变,全甲状腺切除可能会对许多患者造成不必要的治疗过度,建议根据临床分期、危险评估及各种术式的利弊,同时一定程度上结合部分患者的意愿,制订个体化治疗方案。但应摒弃包块摘除、部分切除、次全切除等术式。

专家共识建议腺叶＋峡叶切除的适应证:①局限于一侧腺叶内的单发 PTMC。②复发危险度低。③无青少年或童年时期颈部放射暴露史。④无甲状腺癌家族史;⑤无颈淋巴结转移和远处转移。⑥对侧腺叶内无结节。

PTMC 行全/近全甲状腺切除术的适应证:①青少年或童年时期颈部放射暴露史;②甲状腺癌家族史;③多灶癌,尤其是双侧癌。④双侧颈淋巴结转移或远处转移;⑤癌灶有腺外侵犯,不能保证手术能彻底切除,术后需[131]I 治疗。

相对适应证:①同侧颈淋巴结转移;②伴有甲状腺癌复发高危因素;③合并对侧甲状腺结节;④病理学高危亚型(高细胞亚型、柱状细胞亚型、弥漫硬化型、实体/岛状型、嗜酸细胞亚型)。

　　上述专家共识和 2016 版全英多学科甲状腺癌治疗指南(英国指南)均把多灶性和肿瘤>5 mm 作为潜在不良因素。但有研究结果显示,2014 例 PTMC 中位随访 11.8(5～26)年,≤5 mm 和>5 mm 两组,行单侧叶切除或全切死亡率和复发率(HR,3.1;95％CI:2.0～8.1;$P = 0.16$)差异均无统计学意义(HR,1.1;95％CI:0.7～1.5;$P = 0.91$)。韩国一项包含 1376 例 PTMC 患者,严格排除性别、年龄、肿瘤大小、多灶性、腺外浸润和淋巴结转移干扰,按甲状腺单侧切除和全切 1:1 匹配队列研究,中位随访 8.5 年,结果显示单侧叶切除和全切分别复发 26(3.8％)和 11 例(1.6％)(HR,0.4;95％CI:0.2～0.8;$P = 0.01$)。排除对侧甲状腺复发,则无瘤生存率无差异(HR,2.8;95％CI:0.1～8.8;$P = 0.08$)。但对单侧叶切除者,术前术后的影像学检查更为重要,因为在该组患者中 84.6％的复发出现在对侧甲状腺。一项包含 6 个国家 11 个中心中位随访 58(26～107)个月的研究证实,在 PTMC 中是否多灶性与复发率(HR,1.4;95％CI:0.8～2.5;$P = 0.19$)和死亡率($P = 0.56$)均不相关,该研究结果在 SEER 数据库中 89 680 例 PTC 中同样得到证实。总之,单侧或双侧叶切除方案的决定应建立在完备的术前检查、娴熟的手术技巧、预后不良风险和患者意愿的基础之上,需要手术医师个体化权衡利弊。

　　(2)淋巴结清除范围:淋巴结转移是 PTMC 最主要的转移途径,中央区是最常见的转移部位。2015 版 ATA 指南认为预防性中央区淋巴结清除(CCND)未改善长期预后和镜下淋巴结微转移不具有 cN_1 淋巴结同样的复发风险,因此对于 T_1、T_2 的 cN_0 病例不推荐预防性 CCND,英国指南也赞同此观点。但在 cN_0 的 PTMC 患者中,中央区淋巴结转移率仍高达 25.7％～30.5％,甚至更高;在 PTMC 中,中央区淋巴结复发占总复发例数的 80.0％;而有经验的外科医师完成 CCND,并发症发生率未明显提高。上述证据说明 CCND 的利弊并存,目前尚缺乏常规不行预防性 CCND 的大样本前瞻性研究资料,无强有力的证据支持,因此中国专家共识推荐,应结合术前及术中的危险评估,在有技术保障的情况下,原发灶手术同时行至少同侧预防性 CCND。同时建议在 CCND 时注意左右侧解剖结构的区别,右侧喉返神经深面的区域清扫时不应遗漏。颈侧区淋巴结一般不建议进行预防性清扫,PTMC 颈侧区清扫的适应证为术前或术中证实有颈侧区淋巴结转移。相对适应证:①中央区转移淋巴结有结外侵犯或淋巴结转移数≥3 枚;②癌灶位于甲状腺上极且存在被膜侵犯者。

(二)其他类型甲状腺微小滤泡癌

　　甲状腺微小滤泡癌淋巴结转移率较 PTMC 更低,外科治疗可参照 PTMC

执行。对于甲状腺微小髓样癌的手术范围应至少包括甲状腺全切＋CCND,国内临床上受观念及家属和患者要求影响行单侧切除的比例较高。颈侧区阴性者是否行预防性清扫可结合血清降钙素水平决定,但目前尚未就此达成共识。所有未分化癌确诊时均为Ⅳ期,除少量局限于包膜内(Ⅳa期)外,均难以手术彻底切除。

四、术后治疗与随访

(一)分化型甲状腺微小癌

分化型甲状腺微小癌主体为PTMC,中国专家共识推荐PTMC术后(全/近全甲状腺切除术)^{131}I清甲的适应证:①检查明确有远处转移灶;②肿瘤未能完整切除、术中有残留;③仍存在不易解释的异常血清Tg持续升高。2015版ATA和NCCN指南同样建议,对未合并其他危险因素的分化型TMC患者不推荐常规^{131}I消融,接受^{131}I治疗并未使这部分患者复发率降低。但对于有腺外浸润、中央区淋巴结转移＞5枚或肉眼可见转移、侧方或纵隔淋巴结转移、远处转移和一些侵袭性亚型病例中,可能需要术后进一步的^{131}I治疗。尤其是在≥45岁患者中,有证据证明^{131}I辅助治疗可提高淋巴结转移患者的总体生存率和无瘤生存率。

PTMC的术后TSH抑制治疗应参照分化型甲状腺癌的双风险评估策略。最佳的TSH控制目标必须在TSH抑制的潜在获益和患者基础疾病因亚临床甲亢进一步恶化的风险中取得平衡。TSH抑制治疗应使用左甲状腺素钠(LT$_4$)制剂,其平均半衰期为7天,因此复查周期应至少为5周,并根据检验结果调整药量,达标后逐步延长周期。在初始随访中应至少每6～12月检测血清甲状腺球蛋白(Tg)和甲状腺球蛋白抗体(TgAb)水平,后续随访周期可据病情稳定程度调整。对于已清除全部甲状腺患者,提示无病生存的Tg切点值可设定为:基础Tg(TSH抑制状态)1 ng/mL,TSH刺激后(TSH＞30 mU/L)Tg 2 ng/mL。建议术后每6～12个月行甲状腺及颈部淋巴结超声监测,如发现可疑结构学病变可缩短监测周期或行FNAC明确诊断。

甲状腺微小滤泡癌术后治疗及随访可参考PTMC进行。

(二)甲状腺微小髓样癌

甲状腺微小髓样癌术后仅需左甲状腺素替代治疗,重点为监测血钙和血清降钙素水平,降钙素持续升高或＞150 μg/L时则需进行颈部超声、胸腹部增强CT/MRI和骨扫描等全面检查。髓样癌对^{131}I治疗无效,但在合并分化型甲状腺癌时也可考虑使用。处于进展性晚期患者可采用凡德尼布等酪氨酸激酶抑制剂靶向药物治疗。

第四节 甲状腺低分化癌

一、定义

甲状腺低分化癌(poorly differentiated thyroid carcinoma,PDTC)是甲状腺滤泡细胞起源的恶性肿瘤,定义上也可称为分化不良甲状腺癌或分化差甲状腺癌。其分化程度、形态学及生物学行为介于分化型甲状腺癌和未分化甲状腺癌之间。PDTC曾被冠以多种名称,如低分化滤泡癌、实性型滤泡癌、低分化乳头状癌、梁状癌及岛状癌等。PDTC是较为少见的甲状腺恶性肿瘤,从全世界范围来看,各地报道的PDTC占所有甲状腺恶性肿瘤比例存在明显差异,日本小于1%,北美为2%~3%,而北意大利为15%,这可能是由于各地发病原因存在差异或是对该病的判断标准存在差异而导致的。目前PDTC的发病原因仍不明确,其中部分PDTC病例显示可能由原已存在的甲状腺乳头状癌或滤泡状癌发展而来,但大部分病例难以明确病因。

PDTC概念最先由Sakamoto等于1983年提出,主要根据肿瘤的生长模式,将岛状、索状、实体性生长的甲状腺滤泡癌或乳头状癌定义为PDTC。1984年,Carcangiu等又提出以肿瘤高级别特征,如异型性、坏死和高有丝分裂指数等作为诊断PDTC的依据。因此,在此后的近20年时间中,学术界对于PDTC的定义莫衷一是,其中日本学者普遍采用Sakamoto观点,而欧美学术多遵从Carcangiu的标准。

2004年,世界卫生组织甲状腺肿瘤分类正式将PDTC列为一种独立类型的肿瘤,并阐明其特征为实性、索状或岛状结构,浸润性生长,有坏死、脉管浸润。2006年,在意大利都灵召开了关于PDTC的共识会议,来自欧洲、日本、美国等12位甲状腺病理学家组成的工作组基于对WTO标准的诠释制定了统一的诊断标准。

(1)实体/索状/岛状结构。

(2)缺乏常见乳头状癌的核特征。

（3）至少存在以下特征之一。①核扭曲：比典型的乳头状癌的细胞核更小且颜色更深，具有不规则的轮廓，缺少核沟和毛玻璃样核外观。②肿瘤坏死。③每个高倍镜视野有 3 个或以上核分裂象。都灵标准的出炉对于 PDTC 诊断标准的统一具有划时代的意义。但都灵标准在针对同时含有高分化区域和低分化区域肿瘤的诊断时存在一定不足，因其并未明确指出在该类型肿瘤整体中实体/索状/岛状结构占多少比例时方能诊断为 PDTC。

2004 年 WHO 诊断标准认为需在肿瘤大部分区域中出现低分化特征时才能诊断 PDTC，但仍无具体说明。根据目前文献报道，若 50％以上的区域出现实体/索状/岛状结构将提示预后不良，因此，肿瘤整体中实体/索状/岛状结构占 50％以上时诊断 PDTC 可能比较合适。

二、流行病学及临床体征

PDTC 多在 55～62 岁发病，平均发病年龄在 60 岁左右，女性发病多于男性，男女比例约为 1∶2，儿童及青少年发病罕见，因而对于 30 岁以下患者诊断应慎重。PDTC 患者多以增长迅速的颈部肿块就诊，且多数患者就诊时已经是晚期，多存在局部组织的侵犯，部分患者也可因肿瘤侵犯喉返神经出现声音嘶哑或是肿块巨大压迫或侵及食管、气道引起吞咽困难或呼吸困难而就诊。PDTC 极易发生转移，有 50％～80％患者在初次就诊时就存在局部淋巴结转移，36％～85％患者存在远处转移。

三、辅助检查

PDTC 患者术前评估检查主要包括实验室检查、影像学检查和病理学检查。实验室检查主要为甲状腺功能测定，用于评估患者 TT_3、TT_4、FT_3、FT_4 以及 TSH 水平，以判定患者是否合并存在甲亢及甲减等基础代谢疾病，检测 TPO-Ab、TG-Ab 水平可以评估是否合并存在自身免疫性甲状腺炎，根据上述各项指标预先判断患者甲状腺功能水平，可有效避免术中、术后出现甲状腺危象等严重并发症。

高分辨率超声检查是评估此类甲状腺结节的首选方法。对临床触诊怀疑，或在 X 线、计算机断层扫描（CT）、磁共振成像（MRI）或正电子发射断层成像（PET-CT）检查中提示的"甲状腺结节"，均应行颈部超声检查。因肿瘤腺外侵袭率较高（50％～70％），极易侵犯喉返神经出现声音嘶哑，因此疑诊 PDTC 的患者，术前应常规行喉镜检查评估声带功能。对怀疑存在腺外侵犯、胸骨后肿瘤或远处转移的患者，术前增强 CT 或 MRI 检查可有助于评估甲状腺肿瘤与颈动脉、颈静脉、气管、食管、上纵隔的关系，以及颈部可疑淋巴结的分布区域，以便外科医师评估手术可行性及制订具体手术方案。怀疑存在食管或气管侵犯的患者术前应完善食管造影、食管镜及支气管镜等检查以充分评估甲状腺周边结构侵犯范围。此外，由于 PDTC 分化较差，部分患者钠碘共运体表达缺失，摄碘能力较弱，[131]I 核素显像效果较差，故而对于怀疑存在远处转移的 PDTC 患者，可考虑行 ECT、PETCT 等检查，以便于进一步评估甲状腺癌远处转移情况。

目前临床常用的术前病理检测手段为细针细胞学检查（FNAC）和粗针组织学活检，可用于 PDTC 的术前诊断。FNAC 实用性强，但与粗针活检相比，准确率低，且对 PDTC 的诊断具有一定的局限性，故对于怀疑 PDTC 的患者，粗针活检可能更为适宜。粗针穿刺的组织还可进一步行免疫组织化学检查及基因突变检测，将有助于提高诊断的特异性和准确率，并在一定程度上可指导临床治疗及预后评估。

四、诊断

目前，PDTC 的诊断最终依赖于病理诊断，主要依据都灵标准。

（1）实体/索状/岛状结构。

（2）缺乏常见乳头状癌的核特征。

（3）至少存在以下特征之一。①核扭曲；②肿瘤坏死；③每个高倍镜视野3 个或以上核分裂象。若肿瘤中同时存在高分化和低分化区域，则一般低分化区域面积占 50% 以上时，诊断 PDTC 比较合适。

免疫组织化学并非 PDTC 诊断的必须条件，但是适当的免疫组织化学指标有助于 PDTC 的诊断。但迄今为止尚无 PDTC 特异的免疫组织化学指标，通常PDTC 呈 p53、Ki-67、PAX8、TTF-1 和甲状腺球蛋白（Tg）阳性表达。但是与高分化甲状腺癌相比，TTF-1 和 Tg 在 PDTC 中的表达更弱，而且 Tg 常表现为核旁点状阳性，但此种特点并非 PDTC 所独有，其他主要呈实性或小梁状生长的甲状腺滤泡源性良恶性肿瘤中有时也可以观察到。p53 蛋白在甲状腺高分化癌中常呈阴性表达，但在 PDTC 中有 30%～50% 的病例呈 p53 阳性表达，且其中约一半患者为弥漫性阳性表达。通常情况下，Ki-67 增殖指数在高分化甲状腺癌中低于 5%，然而有报道显示在 PDTC 中平均 Ki-67 增殖指数为 10%，波动幅度在3%～40% 之间。因此，免疫组织化学结果显示 Ki-67 增殖指数大于 5% 可能更加倾向于诊断 PDTC。

五、分子水平检测

分子水平检测可作为诊断 PDTC 的辅助手段,有助于提高诊断的准确性。同时,研究 PDTC 的分子水平异常还有助于获得更好的靶向治疗位点。在甲状腺滤泡细胞中,MAPK 或 PI3K/Akt 信号通路的过度激活与致癌基因突变发生密切相关。具体来说,MAPK 信号通路(包括 MEK 和 ERK 通路)主要受 *RET*、*RAS* 和 *BRAF* 基因调节,*BRAF* 和 *RAS* 基因发生点突变或 RET/PTC 的染色体易位导致 MAPK 通路信号过度激活,进而引起细胞的无限制增殖,导致恶性肿瘤发生。

BRAF 基因突变见于约 15% 的 PDTC 患者,这部分患者可能由甲状腺乳头状癌发展而来。*BRAF* 基因突变与肿瘤腺外侵犯、淋巴结转移、远处转移及肿瘤复发密切相关,常提示预后不良。有研究显示,甲状腺乳头状癌中出现 *BRAF* 基因突变可能导致病灶摄碘能力下降,进而导致放射性碘治疗抵抗,在 PDTC 中同样应引起重视。

RAS 基因突变见于约 35% 的 PDTC 患者,是肿瘤去分化和不良预后的标志。与 *BRAF* 基因突变单一激活 MAKP 信号通路不同的是,*RAS* 基因突变可同时激活 MAKP 信号通路和 PI3K/AKT 信号通路。这两条信号通路的持续激活,可导致细胞不可控制地增殖、恶变,同时凋亡减弱,不断促进肿瘤去分化。然而,*RAS* 基因突变并非只见于 PDTC,约 45% 的高分化甲状腺癌(主要为滤泡癌)和部分良性甲状腺肿瘤中也可以检测到 *RAS* 突变,故而肿瘤组织的去分化并非由 *BRAF* 或 *RAS* 等单个基因突变所驱动,而应该是多个基因突变协同作用的结果。

TP53 基因突变(*p53* 基因因 273 密码子突变而失活)见于 17%~38% 的 PDTC 患者,但却很少见于高分化甲状腺癌,这说明 *TP53* 基因突变可能与肿瘤的失分化相关。在同时包含高分化和低分化成分的甲状腺癌组织中,*TP53* 基因突变往往只局限在低分化区域,这进一步说明,不同于 *BRAF* 和 *RAS* 突变,*TP53* 突变可能是肿瘤发展的晚期事件,在肿瘤失分化过程中发挥着重要作用。

六、鉴别诊断

(一)甲状腺髓样癌

低分化癌由于其肿瘤细胞体积小,而且又有明显的滤泡形成,容易与甲状腺髓样癌混淆,但是髓样癌的肿瘤间质中常有淀粉样物沉积,刚果红染色阳性,而免疫组织化学染色 Ct 阳性,神经内分泌标志物 CgA、Syn 强阳性,TG 阴性可以明确支持髓样癌的诊断。

(二)不典型腺瘤或结节性甲状腺肿的不典型腺瘤增生结节

尽管这两者为良性病变,却在组织学上有一定的异型性和多样性,有时肿瘤细胞仅形成不明显的小滤泡或呈实性增生,但与甲状腺低分化癌相比,前两者的细胞异型性较少,病理性核分裂少见,而后者核分裂多,若发现坏死或甲状腺包膜外侵犯则更具诊断价值。

(三)实体亚型甲状腺乳头状癌

这一类型通常发生在具有放射线暴露史的年轻人,主要由实性片状排列的肿瘤细胞构成,具有典型的甲状腺乳头状癌的核形态(毛玻璃样核、核沟及核内包涵体)。

(四)甲状腺未分化癌

甲状腺未分化癌组织学上 TTF-1 及 Tg 表达阴性,且 PDTC 不具有未分化癌那样明显的核多形性,以此相互鉴别。需要注意的是,若在 PDTC 病例中见到灶性的未分化区域,则需明确指出,因为这些肿瘤往往具有未分化甲状腺癌的行为表现。

七、临床治疗

鉴于 PDTC 发病率低且之前一直缺乏明确统一的诊断标准,目前没有标准的 PDTC 诊治指南。外科手术一直是甲状腺肿瘤的主要治疗手段,大多数甲状腺外科医师认为对于早中期的 PDTC 患者实行全甲状腺切除加合理范围的淋巴结清扫仍是首选。然而,大部分 PDTC 患者首诊时往往临床分期较晚,多已侵犯周围重要组织,如气管、食管、重要神经、颈动静脉等,并可能伴有颈部淋巴结转移及远处转移,部分患者手术难度较大或已失去手术机会。因此,术前详细检查和准确评估十分重要。

目前,放射性碘治疗、外照射治疗、化疗及 TSH 抑制治疗效果仍存在争议。但 PDTC 细胞起源于甲状腺滤泡细胞,可能具有潜在摄碘能力且放射性碘治疗不良反应较轻,Sanders 等建议对于行甲状腺全切的 PDTC 患者常规行[131]I 治疗。有报道显示超过 80% 的 PDTC 患者存在摄碘能力,但是并无研究表明[131]I治疗可延长 5 年生存率。然而因 PDTC 侵袭能力强,局部及远处转移率高的特点,大部分学者还是建议常规行术后[131]I 和内分泌抑制治疗。

外放射治疗(EBRT)对于分化类型较差的恶性肿瘤较为敏感,因而也可用于部分甲状腺低分化癌患者的治疗。EBRT 是一种局部治疗,可考虑用于要求积极治疗的患者或初次手术不彻底、颈部病灶残余的 PDTC 患者,以期待降低肿瘤的局部复发。目前,有学者提出满足以下任意一条的 PDTC 患者可考虑行 EBRT:①肿瘤最大径＞4 cm,伴有最小腺外浸润并无远处转移(如浸润胸骨甲状肌肉或甲状腺周围软组织);②广泛的腺外侵犯转移,无论转移灶大小(如侵犯皮下组织、喉、气管、食管、喉返神经、纵隔血管)。但术后辅助 EBRT 的作用仍不明确,有回顾性研究发现术后辅助 EBRT 并不能延长 PDTC 患者的总生存期。

化疗主要针对原发灶不能手术或存在不能手术切除的远处转移的 PDTC 患者,但大剂量的化疗方案对 PDTC 的治疗效果尚存在争议。葛明华等采用脂质体多柔比星联合顺铂治疗 2 例晚期甲状腺低分化癌患者,其中 1 例达到 CR,1 例达 PR。在单中心扩大样本研究后,初步结果显示该方案总有效率达62.5％,提示该方案可能对于甲状腺低分化癌具有较好的疗效。目前,该方案的全国多中心临床试验正在进行中,效果值得期待。

靶向治疗被认为是目前最有希望攻克癌症的治疗手段,部分药物已经在肺癌、乳腺癌、大肠癌等实体肿瘤的治疗中发挥着重要作用。近年来,对于甲状腺低分化癌的分子靶向研究也逐渐得到重视,新的治疗药物如 Sorafenib、Vandetanib、Sunitinib、Motesanib 等目前正在临床试验中,这些药物可靶向调控多个激酶途径,如抑制 *TP53* 基因、*BRAF* 基因、PI3K/Akt 通路、MAPK 通路等,有望为 PDTC 治疗提供一种新的途径。安常明等研究发现索拉非尼联合脂质体多柔比星对于甲状腺低分化癌移植瘤模型有明显的抑瘤作用,中等剂量联合组(脂质体多柔比星 6 mg/kg＋索拉非尼 15 mg/kg)疗效明显且不良反应小。然而,Sorafenib、Vandetanib 用于治疗低未分化癌的临床 Ⅱ 期、Ⅲ 期研究结果显示,靶向药物虽可不同程度延长晚期患者的无进展生存期,但是对于总生存率仍无明显提高,远期效果仍然欠佳。

由上可知,甲状腺低分化癌的治疗,单一手段难以获得满意效果,要有整体观念,应在以手术治疗为主导的基础上,根据患者的 TNM 分期及耐受情况,采取个体化综合治疗的方式,最大限度地改善患者的预后,延长患者的生存时间。

八、预后

PDTC 的临床预后介于分化型甲状腺癌与未分化甲状腺癌之间。有研究报道 PDTC 患者 5 年、10 年、15 年生存率为 50％、34％、0,远远低于分化型甲状腺癌的 95％、86％、81％,PDTC 主要的死亡原因为远处转移,最常见的转移器官为肺、骨和脑。由于 PDTC 极易复发和转移的特点,推荐术后常规密切监测甲状腺球蛋白水平,并定期复查超声、胸部 CT 及颅脑 MRI 等监测肿瘤复发情况。必要时可行全身骨显像和 PET-CT 检查,因 PDTC 摄碘能力较差但对[18]F-脱氧葡萄糖摄取能力较强,故而 PET-CT 检查有助于提早发现复发转移病灶,敏感度优于[131]I 核素显像。有研究显示,年龄＞45 岁、肿瘤最长径＞4 cm、切缘阳性、远处转移是影响预后的危险因素,因此对存在上述危险因素的患者应更加注意密切随访。

第五节　家族性非髓样甲状腺癌

家族性非髓样甲状腺癌（familial non-medullary thyroid carcinoma, FNMTC)是甲状腺滤泡细胞起源的恶性肿瘤在一个家族中聚集,病理类型主要为甲状腺乳头状癌(PTC)、滤泡癌(FTC)。Robinson 和 Orr 在 1955 年首次报道了有遗传倾向证据的非髓样甲状腺癌（non-medullary thyroid carcinoma, NMTC)。在这个报道中,一对单卵双生的姐妹被诊断为多灶性双侧甲状腺乳头状癌合并区域淋巴结转移。此后,研究者们为更加准确地定义 FNMTC 的生物学行为和分子病因学做了更多努力。

一、定义

根据家族史统计,起源于甲状腺滤泡细胞的所有甲状腺癌中,近 5％～10％为 FNMTC。在细胞水平上,并没有可以用于鉴别 FNMTC 和散发性非髓样甲状腺癌(sporadic non-medullary thyroid carcinoma,SNMTC)的组织学特征。由于散发性非髓样甲状腺癌的发病率高,对于通过多少成员患病而定义为FNMTC家系尚缺少共识,使得 FNMTC 与 SNMTC 的生物学行为是否相似的问题复杂化。在普通人群中,NMTC 的高发生率预示 SNMTC 在一个家系中聚集可能也是常见现象,采用家系中最少有 2 个成员患病来定义 FNMTC 可能会导致将散发性患者归入 FNMTC 中。甲状腺良性疾病(例如多发性甲状腺结节)的纳入夸大了这种风险;而自 2004 年,美国和欧洲的甲状腺疾病发生率都以每年近 2％的比例增加,正在上升的甲状腺疾病发生率也可能导致了这种风险被夸大。Charkes 评估了 FNMTC 临床和遗传学研究时样本中 SNMTC 的风险:

如果采用家系中2例患者的模型来定义FNMTC,将SNMTC纳入样本的可能性为62%~69%,但如果采用家系中3例或3例以上患者的模型定义FNMTC,将SNMTC纳入的可能性减小到6%以下。纵观目前的临床研究,均是采用家系中至少2例患者发生NMTC的模型定义FNMTC。

二、相关的家族性肿瘤综合征

FNMTC可以分为非综合征类和综合征类。非综合征类FNMTC是指在一个患病家系中,患者以发生甲状腺滤泡细胞起源的恶性肿瘤为特征,不合并其他内分泌肿瘤或疾病;综合征类FNMTC是指以非甲状腺肿瘤为主要特征的家族性肿瘤综合征,符合孟德尔遗传规律,如家族性腺瘤性息肉病、考登综合征等。

家族性腺瘤性息肉病(FAP)是一种常染色体显性遗传病,由位于染色体5q21上的*APC*基因的失活突变引起。FAP的多发性息肉发生在胃肠道黏膜,尤其是结肠,息肉有恶变潜质,患者发病年龄较早。据报道,FAP家系的成员发生PTC风险约增加10倍,这类与FAP有关的甲状腺癌在组织学上表现出典型的筛块状,多数患者发病年龄早(小于30岁),且多为女性。大多数同时患有FAP和PTC的女性患者,不仅存在*APC*基因上的胚系突变,同时具有RET/PTC体细胞突变。

Gardner综合征又称遗传性肠息肉综合征,是FAP的变异形式。患者的大肠息肉病与结肠外的明显特征相关,如额外牙、颅骨纤维结构异常、下颌骨骨瘤、纤维瘤、上皮囊肿、视网膜色素上皮增生、上消化道错构瘤和甲状腺肿瘤。甲状腺肿瘤的发病年龄早,且多为女性患者。患有该综合征的患者发生甲状腺肿瘤的整体风险约为2%。

Cowden病(多发性错构瘤综合征)是一种常染色体显性遗传病,致病基因是位于染色体10q22-23上的肿瘤抑癌基因*PTEN*。Cowden病患者以发生错构瘤和其他部位的肿瘤为特征,如甲状腺癌、乳腺癌、结肠癌、子宫内膜癌和脑部肿瘤。该综合征最常见的皮肤外表现是甲状腺肿瘤,大约发生在2/3的患者中。

Werner综合征(成人早老症)是一种常染色体隐性遗传病,主要特点是过早老化、硬皮样皮肤改变、白内障、皮下钙化、肌肉萎缩、糖尿病和肿瘤高发生率。其致病性突变发生在*WRN*基因上,该基因位于染色体8p11-21上。Werner综合征患者发生甲状腺癌的年龄早,主要为滤泡癌,乳头状癌和未分化癌也是常见类型。

Carney综合征主要表现为软组织黏液瘤、皮肤黏膜色素沉着(蓝痣)、神经鞘瘤和发生在肾上腺、垂体和睾丸的肿瘤。甲状腺疾病在 Carney 综合征患者中也很常见,包括腺瘤样增生或乳头状癌和滤泡状癌。它是由位于染色体 17q24 上的 *PRKAR1* 基因突变引起的常染色体显性遗传病。

三、遗传学研究

目前在分子水平上,对 FNMTC 这种独特综合征的遗传基础知之甚少。与原癌基因 *RET* 的胚系点突变导致的遗传性甲状腺髓样癌不同的是,FNMTC 的致病基因尚未明确。FNMTC 的多样性表达提示特异性致病基因可能导致甲状腺癌易感倾向。随着分子遗传学上新技术的出现,已经发现了一些潜在的 FNMTC 基因位点。另外,还有学者调查研究了不同的 miRNA 和端粒、端粒酶在 FNMTC 遗传易感中的作用。

(一)家族性非髓样甲状腺癌的易感位点

一些研究采用微卫星标记方法,针对信息完善、有多个成员患病的大家系进行了全基因组连锁分析,发现了一些潜在位点,同时也排除了一些被认为与 FNMTC 易感性相关的重要基因。

研究发现的第一个与 FNMTC 可能相关的基因是 *MNG1*,位于染色体 14q31 上。该研究的对象是一个包含 18 例多发性甲状腺结节(multinodular goiter,MNG)患者和 2 例 NMTC 患者的加拿大家系。单体型分析与连锁分析的数据一致,显示该家系是一个常染色体显性遗传模式。为了验证这一发现,研究者在其他几个家系中重复进行了连锁分析。该基因在患有 MNG 的家系中得到了证实,但是在其他 FNMTC 家系中并没有发现相关的证据,这提示该基因与 FNMTC 的发病可能无关,或者它可能只是小部分伴有 MNG 的 FNMTC 患者的发病原因。另一种解释是,MNG1 位点上可能含有 MNG 而非 FNMTC 的致病基因。

法国 NMTC 协会对一个由 6 例 MNG 和 3 例 NMTC 患者组成的法国家系的研究发现,伴有嗜曙红细胞增多的甲状腺肿瘤(TCO)的基因定位于染色体 19p132 上。*TCO* 基因长达 2Mb,通过增加更多的标记和更多的有嗜酸性肿瘤患者的家系,进一步将其精确到一个 1.6Mb 的区段。最初推测 *TCO* 基因仅与这种合并嗜曙红细胞增多的 FNMTC 相关。然而,对 22 个 FNMTC 家系进行连锁分析时,发现其中 1 个家系与 *TCO* 基因有关联,但是这个家系中的患者仅患有甲状腺癌而不伴有嗜曙红细胞增多。重要的是,在之后的独立性研究中,也发现了 FNMTC 与 *TCO* 基因的关联。另外,对其他家系的分析发现了 *TCO* 基因与

2q21 上的 *NMTC1* 基因相互作用的证据,同时携带有这两个易感基因突变的患者发生 NMTC 的风险将会增加。

fPTC/PRN 首次在一个美国家系患者的 1q21 染色体上发现,这个家系中有 5 例 PTC 患者、1 例结肠癌和 2 例乳头状肾肿瘤(papillaryrenal neoplasm,PRN)患者。对这个家系中的 31 例成员进行了基因型和单体型分析,结果显示在这个连锁区域内,多例患者具有相同的表型。目前,fPTC/PRN 与 FNMTC 之间的关系尚没有在其他的独立研究中得到证实,也没有针对同时发生 PTC 和 PRN 的家系的深入研究报道。与 PRN 相关的 PTC,是一个独特的罕见 FNMTC 表型,以上这些研究提示 fPTC/PRN 基因座上可能含有一个与这种表型有关的易感基因。

位于染色体 2q21 上的 FNMTC 易感性基因(*NMTC1*)首次发现于一个含有复发性 PTC 的大家系中。在进行了一个广泛的全基因组扫描之后,又进行了一个单体型分析,结果显示 8 例 PTC 患者中有 7 例患者都携带有染色体 2q21 上的一个共同的单体型。这些发现随后在一个针对 80 个 FNMTC 家系的连锁分析研究中得到证实。此外,一项对 10 个 FNMTC 家系(其中 9 个家系包含伴有嗜曙红细胞增多的甲状腺癌)进行连锁分析的研究揭示了 *TCO* 和 *NMTC1* 基因遗传模型的有意义证据,提示 *TCO* 和 *NMTC1* 基因的相互作用可能会增加同时携带有这两个位点突变的患者发生 FNMTC 的风险。此外,在一些 FNMTC 的样本中还发现了 *TCO* 和 *NMTC1* 基因的杂合性丢失。总之,所有这些研究结果表明,*TCO* 和 *NMTC1* 上的突变可能对一小部分的 FNMTC 至关重要。

值得注意的是,所有这些研究表明在个别的家系中进行 FNMTC 遗传学研究具有一定局限性,这些 FNMTC 的变异形式(例如肾乳头状瘤),不存在于绝大多数 FNMTC 家系中。因此,已报道的基因位点在其他的 FNMTC 家系中仍有待证实。分别在染色体 9q22.33 和 14q13.3 上发现了与 FNMTC 易感性可能相关的两个常见的单核苷酸多态性变异,突变基因分别是编码甲状腺转录因子的 *FOXE1* 基因和 *NKX2-1* 基因,且该研究发现纯合型突变携带者发生甲状腺癌的风险比未携带者高 5.7 倍。此外,对来自美国和意大利的 38 个 FNMTC 家系的 SNP 阵列-基因型进行分析,发现 FNMTC 表型与分别位于染色体 1q21 和 6q22 上的 2 个 SNP 有关联。这两个区域可能包含至今尚未发现的 FNMTC 易感基因,然而,确切的基因还没有被鉴别出来。

另一方面,新技术在分子遗传学上的应用,如多重胚系突变分析,已经排除了散发性甲状腺癌相关基因上最常见的体细胞突变,包括 *RET*,*RET/PTC*,

MET ,*MEK1* ,*MEK2* ,*APC* ,*PTEN* 和 *NTRK* ,这些基因曾被认为是 FNMTC 的候选致病基因。然而,在有 NMTC 患者的葡萄牙家系中也发现了 *BRAF* 和 *RAS* 基因的体细胞突变。作者认为这些体细胞基因的改变可能参与 FNMTC 肿瘤的进展。

(二)家族性非髓样甲状腺癌中的 miRNAs

微小 RNA(miRNAs)是守恒的、单链、小分子(约 22 个核苷酸长度)非编码 RNA,它能够以 mRNA 为目标,在转录后水平上抑制基因表达。目前一项研究将 FNMTC 患者的 miRNA 谱与散发性对照进行了对比。作者发现了 miR-886-3p 和 miR-20a 在两组患者之间的表达有差异。重要的是,通过 RT-PCR 证实这两个 miRNA 分别差异性表达 3 倍和 4 倍。另外,相比于正常的甲状腺组织,miR-886-3p 和 miR-20a 在 NMTC 中也会下调 3.5~4 倍。miR-20a(13q31.3)和 miR-886-3p(5q31.2)均不在之前通过连锁分析研究发现的 FNMTC 易感位点上;但是,这并不奇怪,因为 miRNA 的核苷酸长度较小。miRNA 的生物学研究是一个新兴领域。为识别新的 miRNAs 在 FNMTC 中的作用,必须进行进一步的研究。

(三)家族性非髓样甲状腺癌与端粒和端粒酶

端粒位于真核生物染色体末端的非编码区域,由数百段简单的重复序列串联(脊椎动物中的 TTAGGG)组成,这些重复序列可以保证细胞分裂时染色体稳定复制。由于 DNA 链合成和氧化损伤的不完全滞后,随着每个细胞复制,端粒逐步缩短。当端粒变得非常短时,细胞发生衰老或凋亡。端粒酶是一种特异性的核糖核蛋白,有反转录酶活性;通过将端粒重复序列添加到 G 富集链上,抵消端粒缩短。端粒酶再活化与癌症有很强的相关性,说明这种机制在癌症的发展中起着重要作用。此外,端粒酶活性(telomerase activity,TA)也可以被看作是人类癌症的标志。在正常甲状腺样本中,TA 几乎缺失,而在甲状腺癌中,所有的组织类型中均有发现 TA 增强(乳头状癌、滤泡癌、髓样癌和未分化癌)的现象。这个发现在 1997 年首先报道出来,在 100% 的 FTC 样本中观察到 TA,而在 76% 的良性甲状腺病变中没有观察到 TA,这提示端粒酶的表达在确定甲状腺癌的临床生物学行为可能很重要。

最近在 FNMTC 患者中发现了一些端粒异常,如端粒关联和端粒融合,使得了染色体变脆弱。此外,一项纳入 34 例 FNMTC 患者的研究报道了端粒-端粒酶复合物的不平衡,并且在另一项包含 18 例 FNMTC 患者的研究中得到验证。

作者观察到,与 SNMTC 患者相比,FNMTC 患者的端粒更短、$hTERT$ 基因拷贝数扩增增加、端粒酶活性更高。FNMTC 患者中的端粒酶的高活性、放大的 $hTERT$ 活性以及 $hTERT$ 基因拷贝数的增加,均代表基因异常,进而导致基因组不稳定性和永生化;基因组不稳定性使 DNA 损伤的细胞逃避凋亡。这些报道表明,先天性端粒短的患者可能更早达到足以引发癌症发展的端粒长度阈值。重要的是,相比家系中的第一代甲状腺癌患者,第二代患者被诊断出患有甲状腺癌的年龄总是比较早。以上这些有关端粒酶的发现与"遗传早现"现象一致,这更说明 FNMTC 是一个真正的家族遗传病而不是同一疾病偶然出现在一个家庭中。

四、临床诊治

在临床生物学行为方面,FNMTC 与 SNMTC 相比是否更具有侵袭性目前存在一定争议。支持 FNMTC 更具有侵袭性的研究显示,FNMTC 发病年龄早,双侧性和多灶性病变的发生率高,有较高的区域淋巴结转移率,并且区域复发率高、无病生存期短。还有证据显示在 FNMTC 家系的不同代之间有"遗传早现"想象,即 FNMTC 家系患者的第二代与第一代相比,第二代患者在确诊时年龄更小、肿瘤直径较大、侵袭性更强。

早期超声监测对家系成员是有利的。Rosario 的最近一项报道显示,与对照组相比,PTC 患者的同代亲属($n=723$)甲状腺癌多中心性、腺外侵犯、区域淋巴结转移和远处转移的发生率增加。另外,与家系中的先证者相比,患有 PTC 的同代亲属中,超声监测与临床病变的早期发现具有相关性,同时超声监测还与较小的肿瘤直径($0.8\ vs.2.9\ cm$;$P\leqslant0.001$)、较低的区域淋巴结转移率($23.2\%\ vs.65.6\%$;$P\leqslant0.001$)和较低的腺外侵犯发生率($20.9\%\ vs.56.2\%$;$P=0.002$)相关。

但同时也有一些研究显示 FNMTC 具有与 SNMTC 相似的生物学行为,并指出 FNMTC 的治疗应该完全依据 SNMTC 的处理指南。Robenshtok 等报道显示,FNMTC 患者($n=67$)在诊断时的疾病分期与对照组($n=375$)相似,经过平均 8.6 ± 10.0 年的随访期后,持续性和复发性疾病的发生率相近,无病生存期也无差异。此外,在这项研究中也没有证据显示 FNMTC 在子代患者表现出更强的侵袭性。

综合以上研究,临床医师建议对 FNMTC 患者的家属进行早期筛查和监测甲状腺良恶性疾病的发生。另外,考虑到发生侵袭性疾病的风险增加,对 FNMTC 家系的患者可能会采用更加积极的治疗方案,若对所有 FNMTC 患者进行全甲状腺切除、预防性中央区淋巴结清除和放射性碘治疗。对侧颈部的处理原则与 SNMTC 相同,只在术前分期发现侧颈部存在恶性病变时推荐侧颈清扫,不推荐预防性的颈部淋巴结清除。

五、小结

自 1955 年对 FNMTC 的第一次描述后,将 FNMTC 作为一个独立的临床实体来研究的报道越来越多。对 FNMTC 的生物学行为,尽管还存在争议,但是很多研究,包括大型队列研究,均表明 FNMTC 比 SNMTC 的侵袭性高,发病年龄早,多发性甲状腺良性结节发病率增加,肿瘤多灶性、淋巴结受累和转移以及复发比例高,而无病生存期短。对 FNMTC 的遗传学研究显示,它属于常染色体显性遗传,伴有不完全外显性,有研究对 FNMTC 易感性的潜在位点进行了分析,然而 FNMTC 的特异性致病基因尚未确定。最近一些研究表明,端粒和端粒酶的表达及活性可能导致基因组不稳定和 FNMTC 肿瘤细胞永生化。此外,miRNA 生物学代表着一个相对的新研究领域,未来仍需要进行以了解 miRNAs 如何整合入 FNMTC 为目的的研究。二代测序技术的出现,也使得大规模检测已知遗传易感基因突变变得方便可行,将此应用到 FNMTC 的遗传易感性筛查中,也可在一定程度上帮助 FNMTC 的早期预测,如最近天津医科大学肿瘤医院高明教授团队报告了利用二代测序技术对于家族性非髓样甲状腺癌的易感基因进行筛查,在 63 例非髓样甲状腺癌(NMTC)中,共发现分别位于 13 个基因的 45 个高质量的胚系突变,初步建立了 FNMTC 家系的筛查策略与方法。我们同时建议受累家系的所有一级亲属,即使无症状,也应进行仔细的病史记录和全面的体格检查。这样可以及早发现、及时干预,并有望提高患者及其家属的预后。随着新的分子生物学方法的出现,对 FNMTC 遗传学的深入了解还需要更多更大规模的研究。

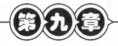

甲状腺疾病的手术治疗

第一节 慢性淋巴细胞性甲状腺炎手术

慢性淋巴细胞性甲状腺炎又称桥本甲状腺炎、桥本甲状腺肿、桥本病,一般采用非手术治疗,仅少数病例须行手术治疗。

一、适应证

(1)确诊为慢性淋巴细胞性甲状腺炎,且峡部特别肥厚,影响呼吸者。

(2)虽诊断为慢性淋巴细胞性甲状腺炎,但通过多种检查尚不能排除有恶性病变并存者。

二、基本术式

(1)仅行峡部切除。

(2)峡部切除＋双侧甲状腺部分切除术。

三、麻醉

一般可选用气管内插管全身麻醉或可选用颈神经丛阻滞麻醉。

四、手术步骤

(1)甲状腺探查:显露峡部及双侧甲状腺后,仔细探查。如果双侧甲状腺弥漫性增大、灰白色、质硬、小结节感,但无明确肿块,峡部特别肥厚者,则应高度疑及此病(患者一般为中年妇女,术前检查 TPOAb、TgAb 增高),并按此病术式处理甲状腺。

(2)从甲状软骨下方开始,游离峡部上缘及上方两侧(图 9-1)。

(3)游离峡部下方及两侧(图 9-2)。

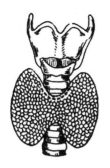

图 9-1　游离峡部上方及两侧

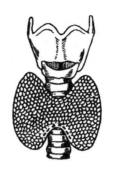

图 9-2　游离峡部下方及两侧

（4）用中弯钳，从峡部下方，沿气管前筋膜向上松解峡部后方（图 9-3）。

（5）在峡部下方垫以一钳，于峡部两侧作鱼口状切除峡部及峡部之左、右部分腺体（图 9-4），标本送快速切片确诊。

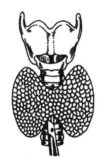

图 9-3　松解峡部后方

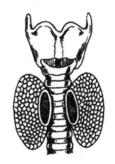

图 9-4　作鱼口状切除峡部

（6）左、右 2 叶腺体切除创面分别作翻缝合。缝合时，缝针从同边进、同边出，再从对侧的同边进出，打结。特殊情况下方可缝到气管前筋膜上，术毕气管前方应显露良好（图 9-5）。

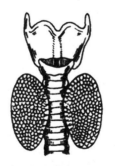

图 9-5　术毕气管前方显露良好

（7）如术中发现患者有锥体叶，则应常规将锥体叶切除。

（8）经快速切片确诊后，方可按常规缝合切口，结束手术。引流管放置与否，视具体情况而定。

五、术后处理

坚持服用甲状腺素片，定期监测 FT_3、FT_4、TSH，防止甲状腺功能减退。

第二节　甲状腺功能亢进症手术

一、适应证和禁忌证

（一）适应证

（1）中度以上的原发性甲状腺功能亢进。

（2）腺体较大，伴有压迫症状的甲状腺功能亢进。

（3）继发性甲状腺功能亢进或高功能腺瘤。

（4）抗甲状腺药或 ^{131}I 治疗后的复发性甲状腺功能亢进。

（5）坚持长期服药有困难的甲状腺功能亢进。

（二）禁忌证

（1）青少年甲状腺功能亢进患者。

（2）症状较轻的甲状腺功能亢进患者。

（3）甲状腺炎甲状腺功能亢进阶段的甲状腺功能亢进患者。

（4）老年患者。

（5）有心、肝、肺、肾等脏器严重器质性疾病不能耐受手术的甲状腺功能亢进患者。

二、术前准备

（一）术前口服药物治疗

甲状腺功能亢进症患者特别是原发性甲状腺功能亢进症患者均需在门诊服用抗甲状腺药治疗，待一般症状明显改善，且 FT_3、FT_4、TSH 测定正常后开始服用碘剂作术前准备。服碘方法：卢戈碘液5滴/次，3次/天，每天每次增加 1 滴，至 16 滴维持。抗甲状腺药在开始服卢戈碘液后继续服用 1 周即停。停服抗甲状腺药后再次测定 FT_3、FT_4、TSH 仍正常,则收入院作进一步术前准备。入院后继续服用卢戈碘液至手术当天止。

(二)术前检查

(1)原发性甲状腺功能亢进症患者,在入院后再次复查 FT_3、FT_4、TSH 应属正常。并应同时检查 TPOAb、TgAb 以了解是否有慢性淋巴细胞性甲状腺炎并存。

(2)测 BMR:3 次正常(±10%)。

(3)测脉率:每 6 小时 1 次,每次均<90 次/分,且波动幅度<10 次/分。

三、麻醉和体位

(1)麻醉:气管内插管全身麻醉或颈神经丛阻滞。

(2)体位:见本章第一节。

四、手术步骤

(1)切口:若腺体较大且上极较高者,切口两端可适当顺胸锁乳突肌前缘向上延长。

(2)皮瓣游离要充分。

(3)常规缝扎颈前静脉。

(4)横断双侧颈前肌群,显露双侧甲状腺及峡部。

(5)锥体叶切除:在施行甲状腺手术时,凡遇有锥体叶者,应将锥体叶切除,原发性甲状腺功能亢进症患者尤应如此。切除方法:先于甲状软骨下方横断锥体叶,其断端以钳夹作牵引,沿锥体叶两侧及后方进行游离,直达锥体叶末端,以直角钳钳夹,完整切除锥体叶。注意:在游离时应于钳夹间切断,以免出血(图9-6)。

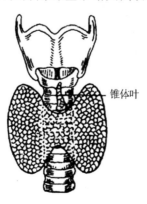

锥体叶

图 9-6　切除椎体叶

(6)处理右叶上极:沿锥体叶横断处创面,游离松解右叶悬韧带,直达上极,结扎、切断上极。

(7)依次处理右叶中静脉、下极血管(图9-7)。

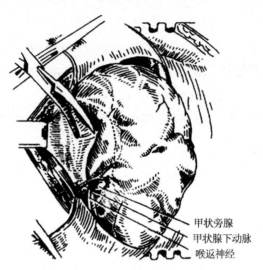

甲状旁腺
甲状腺下动脉
喉返神经

图 9-7　处理右叶中静脉、下极血管

(8)横断峡部。

(9)次全切除右叶甲状腺腺体,残留腺体创面缝合:切除时应尽量保留腺体后被膜。在切除腺体时要注意保护脂肪颗粒样组织,勿被切下;缝合创面时不要过深,以避免并发症的发生(图9-8)。

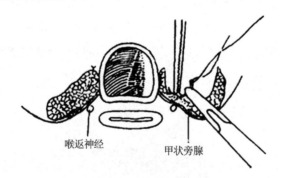

喉返神经　　　　　　甲状旁腺

图 9-8　缝合残留甲状腺创面

(10)按上述方法次全切除左叶腺体,残留腺体创面缝合。

(11)完成双叶次全切除,残留甲状腺创面缝合后,反复用0.9%氯化钠溶液(生理盐水)冲洗创面,止血,放置引流管,缝合切口。

五、术后处理

（1）术后取高坡卧位（全身麻醉患者待其完全清醒后再改高坡卧位）。

（2）术后当天禁食、禁饮、勿咳、勿下床，吸氧，输液，可适当使用抗生素，注意监测体温、脉搏、呼吸及血压。

（3）床旁放置气管切开包和吸引器，供抢救窒息时急用。

（4）术后继续服用卢戈碘液，每次 16 滴，3 次/天，每天每次递减 1 滴，术后共服用 3～5 天，也可以含服普萘洛尔（心得安），10 mg/次，每 6 小时 1 次。

（5）术后第 1 天可进食少量流质，术后第 2 天拔除引流管，改半流质饮食。

（6）术后第 5 天拆除切口缝线，第 6 天可出院休息。嘱至少全休 3 个月。术后 1 个月门诊复查，测定 FT_3、FT_4、TSH。终身随访。

（7）对未孕妇女应嘱在妊娠前、妊娠期、产后哺乳期进行 FT_3、FT_4、TSH 监测。其分娩时，应抽取胎儿脐带血检查甲状腺功能，以早期发现新生儿甲状腺功能减退。

六、术后并发症及处理

（1）术后患者如出现呼吸困难，则首先检查是否有切口内出血。必要时拆除切口缝线检查。如切口内出血，则在床旁初步清除血块后即送手术室手术止血；如止血后仍有呼吸困难者，则应作气管切开。

（2）手术当晚或第 1 天以后出现面部、唇部或手足针刺样麻木感或强直感，甚至手足搐搦时，应立即静脉注射 10％葡萄糖酸钙注射液 20 mL，同时抽血进行血钙、血磷检查。

第三节　巨大甲状腺肿手术

甲状腺腺叶或甲状腺肿块长径＞10 cm 者，称"巨大甲状腺肿"，其手术切除操作有其特点。

一、术前准备

除一般甲状腺手术的术前准备外，要特别注意从 X 线胸片＋颈部正、位片中了解气管移位及狭窄的详细情况，以供麻醉插管和手术操作者参考。

二、麻醉

应选用气管内插管全身麻醉,麻醉插管应选用管内有支撑架的气管导管。

三、手术步骤

(1)切口要够长:肿块侧的低衣领皮肤切口应沿患侧胸锁乳突肌内侧缘向上延长(图9-9)。

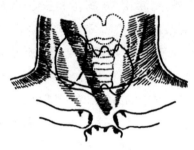

图 9-9　切口向两端(或一端)延长

(2)要充分游离皮瓣:患侧皮瓣的游离,上界要达到或接近肿块的边缘,并应将患侧胸锁乳突肌的内侧缘筋膜切开,分离,可以减轻胸锁乳突肌张力。

(3)常规横断患侧颈前肌群,以便充分显露患侧甲状腺腺叶(对侧胸锁乳突肌则可不横断)(图9-10)。

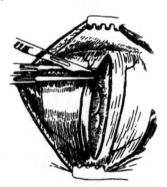

图 9-10　常规横断颈前肌群

(4)在分离甲状腺前方时,一定要找准间隙,即从甲状腺固有膜与外科被膜之间的疏松间隙进入。分离时勿损伤肿块表面曲张、迂曲的血管,遇有出血点要结扎或缝扎。双叶甲状腺显露后,先探查健侧,后探查患侧。遇有锥体叶者,应先将锥体叶切除。

(5)在处理甲状腺上、下极前,先横断甲状腺峡部。峡部横断后,再依次松解患侧甲状腺悬韧带,处理上极、中静脉、下极血管,然后钝性剜出肿块,并切除之。根据具体情况,健侧叶作出相应处置(图 9-11)。

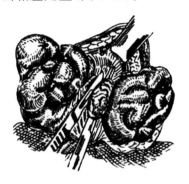

图 9-11　先切除峡部及一侧腺体

(6)仔细检查气管是否软化,如有软化或可疑软化,则应作气管悬吊术。

(7)常规放置引流管。

第四节　胸骨后甲状腺肿手术

通过术前检查,如甲状腺腺体(或肿块)全部位于胸骨后者,应由心胸外科处理。仅小部分位于胸骨后,而大部分甲状腺(及肿块)位于颈部者,则可以颈部手术切除。如大部分位于胸骨后,而仅小部分位于颈部者,即整个甲状腺叶或肿块的 2/3,或腺叶(肿块)下极深入到胸骨后>5 cm 者,则常需作开胸手术。

一、颈部吸尽囊液切除术

(一)适应证

巨大囊性肿块,但有大部分是位于胸骨后者。

(二)麻醉和体位

1.麻醉

一般宜选用气管内插管全身麻醉。

2.体位

常规甲状腺手术体位。

(三)手术步骤

(1)常规颈部切口。常规显露甲状腺及肿块后,探查双叶甲状腺。若术中证实确为巨大囊性肿块,而又按常规颈部手术操作切除有困难时,则采用从颈部穿刺吸尽囊液,使肿块缩小后从颈部切除。

(2)在准备穿刺的部位,用小圆针、4号丝线预先作一荷包缝合备用(图9-12)。

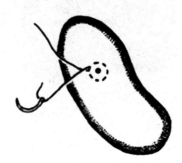

图 9-12　囊肿处作荷包缝合

(3)将囊肿前壁显露后用一次性使用的 10 mL 注射器(无菌)套上 5 mL 注射器的针头,从荷包处刺入,抽尽囊内液体。然后拔出针头,锁紧荷包,以免残留囊内液体流出。囊性肿块明显缩小,按常规手术操作作患侧叶近全切除术或次全切除术。有时仅为一巨大囊肿而几乎无正常腺体,则肿块切除为腺叶全切除术或腺叶近全切除术(图9-13)。

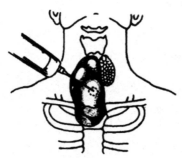

图 9-13　颈部吸尽囊液切除法

二、"蚂蚁上树"颈部切除法

(一)适应证

巨大甲状腺肿块,而肿块为实质性,且大部分位于颈部,仅小部分(<1/3)位于胸骨后窝。

(二)麻醉

气管内插管全身麻醉。

(三)手术步骤

(1)常规显露双叶甲状腺,探查双叶甲状腺后,先依次游离好甲状腺上极,结扎,切断中静脉,使位于颈部的甲状腺或肿块游离。

(2)用粗丝线、弯圆针缝住大块腺体作为牵引线,将腺体(或肿块)向上、向外侧提起,同时推开外科被膜,遇有血管分支则予以结扎、切断。如此逐步向下推进,便可将胸骨后部分腺体(肿块)游离至颈部。特别值得注意的是,在提拉过程中,动作应轻柔,切勿用暴力,以免腺体(肿块)撕裂,造成手术困难或撕裂血管,造成大出血(图 9-14)。

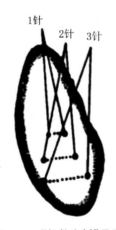

图 9-14　"蚂蚁上树"示意图

(3)术毕常规放置引流管。

三、开胸切除法

(一)适应证

腺体部分位于颈部,而大部分(腺叶或肿块的 2/3 或下极伸入到胸骨后＞5 cm)位于胸骨后的巨大甲状腺肿(或肿块)。

(二)麻醉

气管内插管全身麻醉。

(三)手术步骤

(1)颈部低衣领皮肤切口,其切口位置要低,同时从颈部低衣领皮肤切口中点向下作一稍偏离中线的纵弧形皮肤切口至第 3 前肋肋软骨水平(图 9-15)。

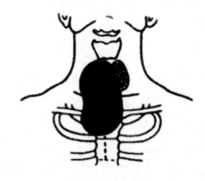

图 9-15　皮肤切口

(2)显露胸骨柄及胸骨体上端,两侧距中线 1～2 cm,分离两侧的胸骨舌肌及胸骨甲状肌的内缘,紧贴胸骨柄深面,以手指伸入前纵隔,分离胸骨的后面,向后钝性推开甲状腺、大血管及胸膜(图 9-16)。在进行此步操作时,注意动作要轻柔,勿躁,以免损伤胸骨柄后方的组织器官或造成大出血。

(3)劈开胸骨:如有必要,可劈开胸骨以拓宽手术野,以便更好地显露胸骨后方的甲状腺或肿块。首先切开胸骨骨膜,并分离骨膜,用胸骨刀沿中线从上而下垂直劈开胸骨柄,至第 2 前肋肋软骨或第 3 前肋肋间平面(图 9-17)。

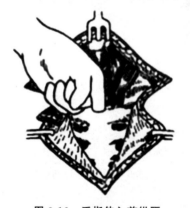

图 9-16　手指伸入前纵隔

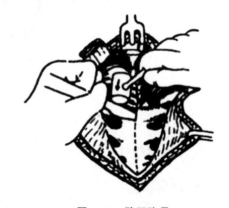

图 9-17　劈开胸骨

(4)切断胸骨体:横形切断胸骨体,分离,结扎、切断胸廓内动脉。对骨膜剥离面及胸骨断面的出血可用电凝或骨蜡止血(图 9-18)。

(5)显露前纵隔:用肋骨牵开器撑开切开之胸骨边缘,前纵隔可获得良好显露(图 9-19)。

（6）分离甲状腺（或肿块）：前纵隔显露后，胸骨后的甲状腺（或肿块）便可获得良好显露，可用手指钝性分离出甲状腺下极，对甲状腺下极血管分支应紧贴甲状腺结扎、离断（图9-20）。将整个甲状腺（或肿块）游离出来后，将其拉至颈部，按需要作甲状腺叶切除。

在施行以上操作过程中，注意勿损伤左侧的无名静脉，勿撕破胸膜。万一胸膜被撕破，则应立即进行修补，并于术后抽吸胸膜腔内积气。

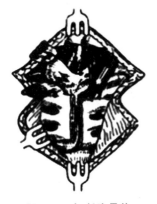

图 9-18　切断胸骨体

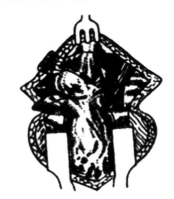

图 9-19　显露前纵隔

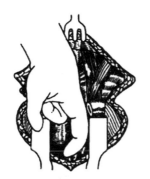

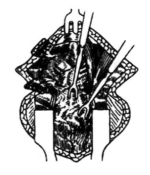

图 9-20　分离甲状腺

（7）冲洗创面，彻底止血。

（8）缝合胸骨，在劈开的胸骨平面上钻孔2～3个，用医用钢丝拉紧对合胸骨。注意钢丝结头应埋入胸骨间隙内，然后缝合骨膜、胸大肌腱膜（图9-21）。

（9）放置引流管：应于切除的甲状腺窝内，常规放置小号硅胶引流管，引流管从颈部皮肤切口下方一侧另戳小口引出，并固定好。

（10）缝合切口：按常规缝合颈部切口及胸骨部位切口。

（11）颈、胸切口缝合后，将引流管接好引流袋，围巾式包扎颈部的切口（图9-22）。

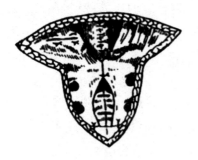

图 9-21　缝合骨膜

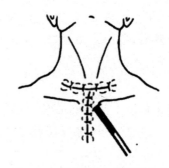

图 9-22　缝合切口,放置引流管

(四)术后处理

(1)术后待全身麻醉清醒后 8 小时改半坐位卧式,手术当天禁食,禁饮,勿起床,勿咳嗽。术后第 1 天可进食流质,拔管后改半流质饮食。

(2)注意监测呼吸、心率、血压。常规床边备气管切开包。

(3)注意引流管内引流量及颜色,如流量很少,且颜色变淡,可于术后第 2 天拔除引流管。

(4)有胸膜腔闭式引流管者,术后经 X 线胸片检查证实无积气后可拔管。

第五节　结节性甲状腺肿手术

一、适应证

(1)临床可扪及明确结节(肿块)的结节性甲状腺肿,其中有结节＞2 cm 者。

(2)合并甲状腺功能亢进的结节性甲状腺肿。

(3)疑有恶变的结节性甲状腺肿。

(4)位于胸骨后的结节性甲状腺肿。

二、术前准备

(1)按甲状腺手术术前常规检查项目进行术前检查。对肿块巨大者,尤应注意气管狭窄及移位情况。

(2)合并有甲状腺功能亢进者应按原发性甲状腺功能亢进症术前准备的要求进行术前准备。

三、麻醉

一般选用气管内插管全身麻醉。结节较大,且有明显气管移位或气管狭窄者,尤宜选用气管内插管全身麻醉。

四、基本术式

根据术中探查情况决定具体术式。可供选择的具体术式如下。

(1)双侧甲状腺次全切除术:适用于双叶均有结节,而且双叶均可保留部分正常腺体者。

(2)一侧甲状腺次全切除术＋对侧腺体内结节剜出术:适用于结节集中于一个腺叶内,对侧腺叶内仅有1～2个小囊性结节者。

(3)一侧甲状腺近全切除术＋对侧腺叶部分切除术:适用于一叶大结节或一叶内多个结节,几乎无正常腺体,而对侧叶亦有多个小结节者。

五、手术步骤

(一)切口

见本章第一节。较大的结节性甲状腺肿切口可适当向两侧及向上延长。

(二)横断颈前肌群

遇有较大肿块者,可以横断一侧或两侧颈前肌群。横断前应缝扎颈前静脉。

(三)根据术中探查结果决定具体术式

(1)双侧甲状腺次全切除术:一般先完成右侧次全切除,后行左侧次全切除,操作起来较为方便。①先松解右叶甲状腺悬韧带,处理右叶上极;右叶中静脉及右叶下极血管分支,切断峡部(图9-23、图9-34),切除右叶大部分,注意保留腺体的背面部(图9-25),缝合右叶残余腺体创面(图9-26)。②同法切除左叶大部分及缝合左叶创面。将标本送快速切片病理学检查。③缝合切口,放置引流管。

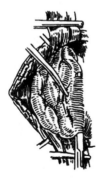

图 9-23　分离峡部

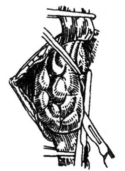

图 9-24　切断峡部

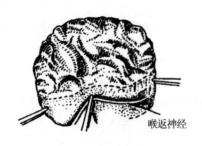

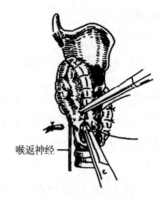

图 9-25　注意保留腺体的背面部分　　　　**图 9-26　缝合残余创面**

（2）一侧甲状腺次全切除＋对侧结节剜出术：其结节剜出术的手术操作如下。①先完成一侧的甲状腺次全切除术＋峡部切除，其残留腺体创面缝合。②甲状腺结节剜出术：用血管钳夹住甲状腺近峡部的刨面切缘，用扁桃体钳从腺体创面内剜出结节（图 9-27），然后缝合该叶创面。如有困难，则可切开结节表面的腺体直达结节处，从此切口内用弯血管钳或小纱布球作钝性分离，将结节完整取出。结节取出后，用纱布压迫片刻止血，遇出血点予以结扎或缝扎止血，彻底止血后，将腺体创口用 1 号（或 2 号）丝线间断内翻缝合，封闭剜出结节所遗留的甲状腺空隙（图 9-28）。

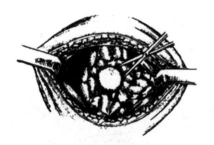

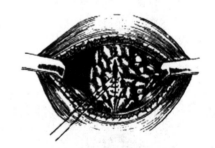

图 9-27　剜出结节（囊肿）　　　　**图 9-28　封闭遗留空腔**

（四）缝合

缝合切口，放置引流管。

六、术后处理

（1）同"甲状腺腺瘤切除术"术后处理。

（2）出院后坚持服用甲状腺素片至少 3 年，以避免复发。

第六节　甲状舌管囊肿(瘘)手术

一、适应证和禁忌证

(一)适应证

(1)甲状舌管囊肿。

(2)甲状舌管瘘而无急性炎症者。

(3)小儿一般宜于 2 岁后施行。

(二)禁忌证

合并急性感染时不宜手术,应待急性感染控制后再行手术。

二、术前准备

(1)一般无特殊准备,如甲状舌管囊肿或瘘管有明显感染时,应行抗感染治疗数天,待急性炎症消退后择期手术。

(2)如为形成瘘管者,可于术前 1~2 天向瘘管内注入亚甲蓝溶液,以利于手术时识别。

(3)术前 3~5 天,用 1% 氯化钠溶液漱口,以保持口腔清洁,治疗牙龈部炎症。

三、麻醉和体位

(一)麻醉

成人可使用局部浸润麻醉或颈丛神经阻滞麻醉或气管内插管全身麻醉,幼儿不能配合手术者应行气管内插管全身麻醉。

(二)体位

仰卧位,肩部垫枕,头部后仰,即取甲状腺手术常规体位。

四、手术步骤

(一)切口

在甲状舌管囊肿表面皮肤沿皮纹做一横切口,长度稍超过囊肿边缘即可。若已形成瘘管,则在瘘管周围做一横梭形切口(图 9-29)。切开皮肤和颈阔肌,分开胸骨舌骨肌,显露囊壁。

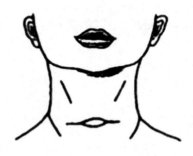

图 9-29　切口

(二)分离和切除囊肿

仔细将囊肿从周围组织分离,至囊肿基底部时沿瘘管继续分离至舌骨。若已形成瘘管,可以组织钳提起瘘口边缘的组织做牵引,沿瘘道做潜行分离(图 9-30)。注意分离方向为向上向后,与人体纵轴呈 45°。管道多穿过舌骨,或在其后方通过,故应将舌骨中段切除 0.5~1 cm(图 9-31)。沿管道继续向前分离,形成—0.5~1 cm直径的组织束,操作宜轻柔,不能用力牵拉本,该瘘管易于撕断。麻醉师或助手以示指压迫舌根部盲孔,以便使瘘管推向术野(图 9-32),使管道末端显露更为清晰,在口腔黏膜下切断管道(图 9-33)。

(三)缝合

盲孔处创口清洗后用可吸收线缝合数针,注意避免损伤舌神经。舌骨断端间可留有缝隙,也应将其缝合修复(图 9-34)。创口止血后可置橡皮膜引流,以丝线间断缝合颈阔肌和皮肤。

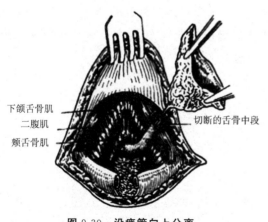

图 9-30　沿瘘管向上分离

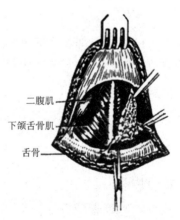

图 9-31　在骨膜下切除舌骨中段

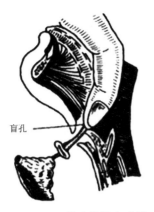

图 9-32 将瘘管推向术野

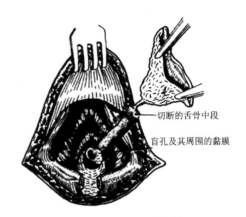

图 9-33 切除整个瘘管

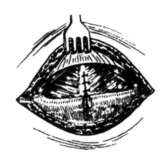

图 9-34 缝合舌骨肌间的裂隙

五、术后处理

(1)应用抗生素,预防感染。

(2)如术后吞咽有剧痛,系切除舌骨中段所致,可鼻饲 2～3 天。如置有橡皮膜引流,则可于术后 48 小时内拔除。

(3)术后每天做 2～3 次口腔卫生处理。

第七节 甲状腺腺瘤手术

一、适应证

经临床诊断为甲状腺良性肿瘤。

二、术前准备

按甲状腺手术术前常规检查项目完成相关检查。

三、麻醉和体位

(1)麻醉:气管内插管全身麻醉或颈神经丛阻滞。

(2)体位:甲状腺手术常规体位。

四、基本术式

肿瘤侧甲状腺叶部分切除＋峡部切除。

五、手术步骤

(1)切口:取低衣领式皮肤切口。

(2)探查:显露出双叶甲状腺后,对甲状腺先行探查。先探查健侧叶,后探查患侧叶。

(3)松解悬韧带:从甲状软骨下方开始,游离、松解患侧悬韧带,直达患侧腺叶上极处(图 9-35)。

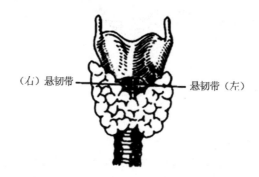

（右）悬韧带　　　　悬韧带（左）

图 9-35　松解悬韧带

(4)处理上极:充分游离患侧腺体叶外侧,术者右手持直角钳从上极内侧伸向外侧,以左手示指从外侧引导直角钳,从患侧上极后方引入 7 号丝线 1 根,尽量靠近腺体上极,在膜内进行上极结扎 1 次,以此作牵引,将上极轻轻向前下方牵引;同法再在此线上方引入 1 根 7 号丝线结扎,于两线间上 1 把弯柯克钳,并于钳近侧切断上极,以 4 号丝线紧贴弯柯克钳下贯穿缝合 1 针,作 8 字形打结,然后用直角钳夹住上极远端(保留端),以 4 号丝线再结扎 1 次,保留端之上极定会结扎牢固、可靠(图 9-36)。

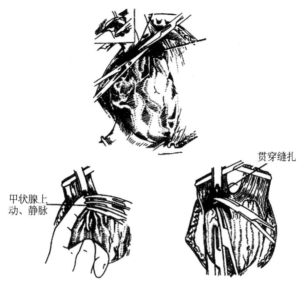

图 9-36　处理上极

(5)分离、切断峡部:用弯钳从气管前方、峡部后方逐步钝性分离出峡部(图 9-37)。于峡部左、右侧并紧靠左、右叶各用 7 号丝线结扎,然后于两线间紧靠线结处切断峡部(图 9-38)。在切断峡部前,应于切断处下方垫以一钳,以防伤及气管。在分离峡部时,平面要适当,尽量保留气管前筋膜。

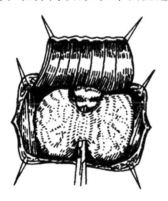

图 9-37　分离峡部

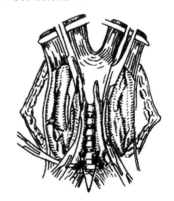

图 9-38　切断峡部

(6)处理中静脉及下极血管:上极切断结扎后,峡部亦已离断,患叶腺体即已有一定的游离度,紧贴腺体被膜结扎、切断甲状腺中静脉及下极血管(图 9-39、图 9-40)。在处理下极血管时,应紧贴下极被膜进行,勿远离下极,以免伤及喉返神经(图 9-41)。若血管较粗,则以缝扎或双重结扎为宜。

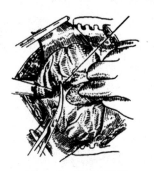

图 9-39　处理中静脉

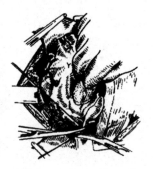

图 9-40　处理下极血管

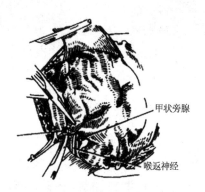

甲状旁腺

喉返神经

图 9-41　处理下极方法

(7)切除患侧腺体:根据瘤体大小,决定患侧腺叶的切除量,要求切缘距结节(肿块)1 cm 以上(图 9-42)。在切除时,可于两钳间进行,即弯柯克钳在下,直柯克钳在上(图 9-43)。切下标本立即送快速切片进行病理学检查。如快速切片报告为恶性病变,则应按甲状腺癌术式完成根治性切除;如为良性病变,则要求再次对保留腺体及健侧腺体进行仔细探查,以防遗漏病变。

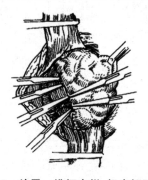

图 9-42　放置一排柯克钳,标出切除范围

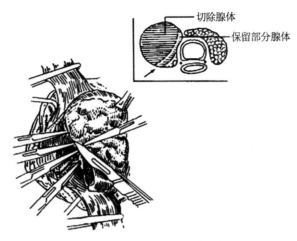

图 9-43　切除甲状腺

（8）缝合甲状腺创面：对保留的患侧叶创面用 4 号丝线作间断内翻缝合，对健侧叶近峡部的创面亦予以缝合。在缝合创面时注意勿过深，以免伤及喉返神经（图 9-44）。

（9）放置引流管：用小号医用硅胶管，一端剪去半边管壁，形成一槽式引流管，置入患侧腺窝内，从切口下方正中（胸骨凹上）另戳小孔引出，引流管出口处用 4 号丝线缝扎固定 1 针（图 9-45），如果切除腺体量不多，止血非常彻底，术者自觉无后顾之忧，也可以不放置引流管。

（10）缝合切口：见本章第一节。

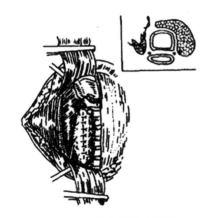

图 9-44　缝合甲状腺创面

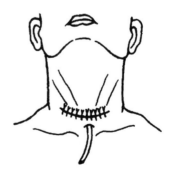

图 9-45　缝合切口，放置引流管

六、术后处理

（1）如麻醉采用颈神经丛阻滞，术后患者取高坡卧位。

（2）手术当天禁食，禁饮，勿下床，勿咳嗽。并输液、吸氧、心电监护，可适当给予抗生素，可使用预防用抗生素。

（3）术后第 1 天停吸氧，可开始进食流质。术后第 1、第 2 天继续输液。术后第 3 天停止输液，进食半流质或普食。

（4）有引流管者，术后第 2 天拔除。

（5）术后第 5 天拆除切口医用尼龙线或胶纸。

（6）术后第 6 天出院休息，嘱术后 1 个月门诊复查，复查内容包括 FT_3、FT_4、TSH。

（7）术后一般无须服用甲状腺素片。但如腺体切除较多，可服用甲状腺素片，每次 40 mg，1 次/天，或左甲状腺素片，每次 50 μg，1 次/天，以清晨空腹服用为佳，用药量应根据复查的 FT_3、FT_4、TSH 结果调整。

（8）终身随访。

参 考 文 献

[1] 赵春杰.告别乳腺病[M].北京:华龄出版社,2021.

[2] 程蔚蔚,籍敏.乳腺疾病[M].北京:中国医药科技出版社,2021.

[3] 王殊,刘淼.乳腺恶性疾病病例精解[M].北京:科学技术文献出版社,2021.

[4] 窦榕榕.实用乳腺疾病护理实践[M].北京:科学技术文献出版社,2021.

[5] 吕伟明,李杰.甲状腺和乳腺疾病答疑解惑[M].北京:科学出版社,2021.

[6] 黄汉源.协和名医说乳腺健康[M].北京:中国妇女出版社,2021.

[7] 孔令泉,吴凯南.乳腺肿瘤内分泌代谢病学[M].北京:科学出版社,2021.

[8] 陈卫国,徐维敏,文婵娟.乳腺疾病DBT和CEM诊断解析[M].北京:科学出版社,2021.

[9] 建兴,徐晓红,轩维锋.乳腺超声诊断学[M].北京:人民卫生出版社,2021.

[10] 刘强,龚畅.组织标记在乳腺疾病精准诊疗中的应用[M].北京:人民卫生出版社,2021.

[11] 赵玉沛,刘荫华.中华医学会乳腺外科临床实践指南[M].北京:人民卫生出版社,2021.

[12] 赵卫,李俊,何波.乳腺数字X线断层融合影像诊断图谱[M].昆明:云南科技出版社,2021.

[13] 罗静.乳腺癌筛查[M].成都:四川科学技术出版社,2021.

[14] 陆箴琦,裘佳佳.乳房重建临床护理实践[M].上海:上海科学技术出版社,2021.

[15] 周琦.甲状腺疾病超声图谱[M].北京:科学技术文献出版社,2021.

[16] 刘志民,冯晓云,邹俊杰.甲状腺功能亢进症[M].北京:中国医药科技出版社,2021.

[17] 陈治锟,李珈贤.吃对食物轻松调护甲状腺疾病[M].哈尔滨:黑龙江科学技

术出版社,2021.

[18] 宋奇锋,裴秀荣,潘天生.临床普外科诊疗实践[M].沈阳:辽宁科学技术出版社,2021.

[19] 张虎,石剑,钟才能,等.普外科手术要点与并发症防治[M].开封:河南大学出版社,2021.

[20] 张福涛.普外科常见疾病诊疗新进展[M].上海:上海科学普及出版社,2021.

[21] 张光辉,王维杰,励新健.普胸外科疾病诊疗常规[M].北京:化学工业出版社,2021.

[22] 徐冬,肖建伟,李坤,等.实用临床外科疾病综合诊疗学[M].青岛:中国海洋大学出版社,2021.

[23] 徐晓霞.现代内科常见病诊疗方法与临床[M].北京:中国纺织出版社,2021.

[24] 郇靖.全科常见病诊疗规范[M].长春:吉林科学技术出版社,2021.

[25] 姜鑫.现代临床常见疾病诊疗与护理[M].北京:中国纺织出版社,2021.

[26] 于秀艳,李铤,丛占杰,等.乳腺癌患者外周血中 hMAM、SBEM 和 CEACAM19 mRNA 联合检测及其临床意义[J].吉林大学学报:医学版,2022,48(1):195-202.

[27] 徐维敏,郑博文,潘德润,等.CESM 量化特征联合形态学对 BI-RADS 3~5 类乳腺单发肿块的诊断价值[J].肿瘤影像学,2022,31(2):146-153.

[28] 王维娜,陈海霞,张银华,等.双侧原发性乳腺癌 90 例临床病理及预后分析[J].临床与实验病理学杂志,2022,38(1):9-15.

[29] 华蓓,王勇,刘斋,等.对比增强能谱 X 线摄影增强参数对乳腺病变的诊断效能研究[J].放射学实践,2022,37(11):1380-1385

[30] 赵铁铮,赵铁映,魏燕,等.分化型甲状腺癌术后用左甲状腺素钠片联合硒酵母片的临床疗效及对甲状腺激素和自身抗体的影响[J].中国临床医生杂志,2022,50(3):301-304.

[31] 李刚,张晨阳.甲状腺结节发生的影响因素分析[J].临床医学研究与实践,2022,7(18):5-7.

[32] 周京安,骆成玉,李洋,等.甲状腺再次手术中微创理念的应用[J].中国微创外科杂志,2022,22(5):392-396.

[33] 吴炜杰,景建敏,高建青,等.促甲状腺激素抑制疗法对分化型甲状腺癌术后患者 TRAb、TPOAb、TgAb 的影响[J].中国老年学杂志,2022,42(6):1340-1342.